RECHERCHES

SUR LES CAUSES, LA NATURE ET LE TRAITEMENT

DES MALADIES

CONSTITUTIONNELLES OU DIATHÉSIQUES,

avec des considérations spéciales

SUR LA SYPHILIS ET LA PHTHISIE PULMONAIRE,

suivies

DE QUELQUES APERÇUS HYGIÉNIQUES SUR LES EAUX DE PÉRIGUEUX;

PAR A. LAGARDE,

Docteur en médecine de la faculté de Paris,
Ancien chirurgien-interne des hôpitaux militaires de Metz et du Val-de-Grâce,
Médecin du chemin de fer Grand-Central de France.

A PÉRIGUEUX,

Chez Bordier, libraire, 15, rue Taillefer.

A BORDEAUX,
Chez Ferret,
15, Fossés-de-l'Intendance.

A PARIS,
Chez L. Leclerc,
14, rue de l'École-de-Médecine.

1854.

RECHERCHES

sur les causes, la nature et le traitement

DES MALADIES

CONSTITUTIONNELLES OU DIATHÉSIQUES.

RECHERCHES

SUR LES CAUSES, LA NATURE ET LE TRAITEMENT

DES MALADIES

CONSTITUTIONNELLES OU DIATHÉSIQUES,

avec des considérations spéciales

SUR LA SYPHILIS ET LA PHTHISIE PULMONAIRE,

suivies

DE QUELQUES APERÇUS HYGIÉNIQUES SUR LES EAUX DE PÉRIGUEUX;

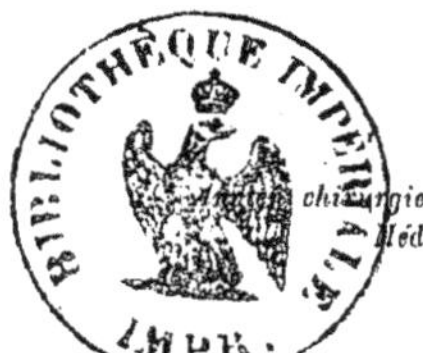

PAR A. LAGARDE,

Docteur en médecine de la faculté de Paris,
chirurgien-interne des hôpitaux militaires de Metz et du Val-de-Grâce,
Médecin du chemin de fer Grand-Central de France.

A PÉRIGUEUX,

Chez Bordier, libraire, 15, rue Taillefer.

A BORDEAUX,
Chez Ferret,
15, Fossés-de-l'Intendance.

A PARIS,
Chez L. Leclerc,
14, rue de l'École-de-Médecine.

1854.

AUX

AUTORITÉS ADMINISTRATIVES.

MESSIEURS,

Les questions que je traite dans cet ouvrage ne regardent pas seulement le médecin, elles intéressent aussi pour la plupart, et à un degré non moins important, le philanthrope et l'administrateur. C'est à ces derniers titres que je vous prie d'agréer l'hommage de ce travail. Entrepris dans le but d'être utile à l'humanité, en lui montrant quelques-unes des causes de ses souffrances et les précautions hygiéniques qui pourraient la mettre à l'abri de leurs funestes effets, il ne saurait paraître sous des auspices plus favorables que ceux de personnes qui peuvent apporter dans la matière de l'hygiène publique de grandes et utiles modifications.

L'AUTEUR.

1

AVANT-PROPOS.

BUT ET PLAN DE CET OUVRAGE.

Préciser le sens et la valeur du mot *diathèse*, montrer aussi rigoureusement que possible l'influence des causes diverses sur la production et la gravité des maladies constitutionnelles ou *diathésiques*, déterminer leur nature, les diverses évolutions qu'elles subissent et les ressources que la thérapeutique met à notre disposition pour les combattre, tel est, en peu de mots, le but de ce travail, tel est aussi l'ordre que j'ai suivi dans l'exposition des matières.

Après avoir ainsi compris dans une étude générale l'ensemble de toutes les diathèses, les symptômes généraux qu'elles déterminent, les lésions vitales et organiques qui les caractérisent, je me suis arrêté avec un peu plus d'insistance sur deux de ces états morbides constitutionnels qui, par leur fréquence et leur gravité, méritent le plus d'attirer l'attention du praticien, sur la syphilis et sur la phthisie pulmonaire.

Je n'apporte pas à l'appui des doctrines exposées dans ce livre un nombre imposant d'observations personnelles ; il m'a paru suffisant d'en donner quelques-unes puisées à des sources pures et solides, et ma pratique est du reste trop courte encore pour qu'il m'ait été possible d'agir autrement. Mais je crois que s'il existe un chemin sûr qui mène à la découverte de la vérité, on ne peut le trouver qu'en se réglant dans ses recherches sur les jalons plantés, dans des temps différents, par les grands maîtres de l'art. Tout le monde sait en effet que chacun de nous interprète les faits soumis à son observation en faveur d'un système le plus souvent préconçu ; il n'est personne qui ne reconnaisse combien il est difficile de renoncer aux séduisantes illusions d'une doctrine qu'on s'est faite, et si j'ai entrepris ce travail, c'est dans la persuasion que ma jeune expérience même doit servir, comme un gage de plus de mon inaltérable impartialité, à l'égard d'une matière sur laquelle tant de doctrines différentes ont été déjà publiées.

Ai-je dû me flatter de ramener à un même sentiment les médecins divisés d'opinions à l'égard de la nature et du traitement des diathèses? Non, la prévention est trop opiniâtre de sa nature, et j'en ai moi-même trop souvent acquis la triste expérience, pour m'être flatté d'atteindre un but si ambitieux. Mes prétentions sont plus modestes : j'ai seulement voulu participer, suivant le degré de mes forces, à la détermination de la route qu'il conviendrait de suivre pour refaire le mauvais tempérament, la constitution épuisée, la santé perdue de l'individu soumis à l'influence d'une maladie constitutionnelle, en diminuant le nombre des causes qui favorisent le développement de cette classe de maladies, et en donnant les moyens les plus capables d'arrêter les désordres qu'elles déterminent.

Lorsque, dans l'énumération des causes nombreuses qui peuvent favoriser le développement des états morbides constitutionnels, je suis arrivé à l'usage des eaux insalubres, j'ai cru qu'il ne serait pas sans quelque intérêt pour les habitants de Périgueux de toucher à la question hygiénique des eaux qui servent à leur alimentation et à leurs besoins domestiques. Pour ne pas nuire à l'ensemble de mon sujet, pour ne pas le scinder par une question incidente et de pur intérêt local, j'ai fait de ce travail l'objet d'un chapitre particulier que j'ai placé à la fin de l'ouvrage.

A l'égard des critiques que j'ai pu faire sur certaines médications en vogue à résultats tout au moins fort douteux, sur quelques méthodes dites *curatives,* dont l'emploi m'a paru contraire à la nature de la *diathèse,* je dois déclarer d'avance que je n'ai eu l'intention de faire aucune personnalité. J'ai dû, pour arriver à une solution à mon point de vue rationnelle du grand problème des maladies diathésiques, établir un parallèle impartial entre les différentes méthodes qui ont été successivement employées pour le résoudre, et choisir les meilleurs résultats que chacune d'elles a fournis. C'était mon devoir et mon droit, à moins cependant qu'on ne prétende que j'aurais dû sans réflexion jurer sur la parole du maître, *jurare in verba magistri.*

A. LAGARDE.

RECHERCHES

SUR LES CAUSES, LA NATURE ET LE TRAITEMENT

DES MALADIES

CONSTITUTIONNELLES OU DIATHÉSIQUES.

Quærere verum.
(HORACE.)

Tout art doit son origine aux résultats de l'observation de chaque phénomène, médités et réduits à des principes généraux.
(HIPPOCRATE.)

Le mot *maladie* a presque toujours été défini au point de vue d'un système plus ou moins exclusif, et les différents auteurs qui ont abordé l'étude généralisée de cette question ont su, en vrais philosophes, donner aux faits une interprétation favorable aux idées qu'ils s'étaient faites sur les propriétés de la matière et sur la nature des forces qui l'animent. C'est ce qui fait qu'en pathologie générale presque aucune définition n'est l'énoncé des caractères spécifiques de la chose définie, mais bien l'exposition d'une opinion systématique, reposant sur une simple vue de l'esprit, au lieu de se baser sur la constatation méthodique et résumée des faits.

Remontons un peu à l'origine de la science, suivons ses phases diverses, ses évolutions successives, et ce coup-d'œil rapide, jeté comme en passant sur les diverses doctrines médicales, nous servira de guide pour arriver à une définition méthodique et rationnelle de ce qu'on doit entendre par le mot *maladie*. Pour Hippocrate, la maladie était le résultat du mélange inégal des humeurs du corps humain. Galien admet aussi ces changements de proportion comme causes morbides ; mais il est plus humoriste encore; il va plus loin qu'Hippocrate, et, faisant intervenir la chimie comme moyen de diagnostic, il admet une altération dans la composition de ces mêmes humeurs. Plus tard, l'école méthodiste considérait la maladie comme le résultat d'une altération des solides, et les définitions de Fernel, de Cullen, de Brown, de Rasori, de Broussais, etc., se rattachent naturellement à cet ordre d'idées matérialistes. Cependant, il devait y avoir une force inconnue dans sa nature, dont les attributions étaient de diriger les actes des *parties contenantes* (les solides) et de régulariser les mouvements des parties contenues (les liquides ou les humeurs) ; aussi Sthal et avant lui Vanhelmont considéraient-ils cette force comme le point de départ de tous les phénomènes morbides.

Les méthodistes, tout en plaçant les causes des maladies dans une altération des solides, admettaient jusqu'à un certain point l'influence des forces, et Fernel lui-même touchait presqu'au vitalisme dans la manière dont il expliquait la production des *symptômes ;* Brown pouvait-il ne pas regarder son *incitabilité* comme une véritable propriété *vitale* que possèdent les solides ? Si, pour ainsi dire malgré eux, ces hommes éminemment célèbres ne pouvaient s'empêcher de faire intervenir dans leurs doctrines matérialistes l'idée d'un principe agissant comme force régulatrice des actes vitaux, c'est que dans toute la création la matière et les forces qui l'animent sont réunies d'une façon tellement intime, qu'on ne peut même concevoir leur séparation sans changer la nature des corps. Tous les organes fonctionnants conspirent vers un but unique, la conservation de l'individu, mais l'harmonie des fonctions est produite et entretenue par quelque chose qui échappe au scalpel de l'anatomiste comme aux instruments les plus délicats du micrographe. Ce quelque chose est une force antérieure au phénomène mécanique du jeu des organes, une force qui lui est supérieure, qui le domine, qui l'engendre ; c'est cette force qui constitue l'être vivant, et l'organisme n'est que l'expression visible de son existence. Cause de mouvement, comme toutes les forces de quelque nature qu'elles soient, c'est elle qui incite à l'action les phénomènes physiologiques en communiquant aux organes des impressions diverses. Essentielle, permanente, toujours semblable à elle-même, elle ne cesse d'exister un seul instant jusqu'au moment de la mort, et, immuable au milieu des transformations incessantes de l'organisme, elle a, comme toutes les forces, les caractères de l'immatérialité.

L'attraction, l'affinité ne se voient pas, ne se touchent pas, mais elles se manifestent, et quoiqu'elles n'aient pas pour limites les bornes étroites du visible et du tangible, tout le monde est d'accord pour reconnaître leur existence. La force qui régit les phénomènes physiologiques dont l'harmonieux accord constitue la *vie* est comme l'attraction et l'affinité; nous l'appelons *force vitale*. « La *vie*, dit Behier, est le résultat d'une force appliquée à un instrument nécessaire qui est le corps. La vie sans instrument ne saurait se manifester, puisqu'elle cesserait d'être tangible, et le corps sans force qui l'anime ne résisterait pas aux causes de destruction qui l'entourent, et il ne manifesterait pas plus les actes de la vie qu'il ne le fait quand il est devenu un cadavre. La vie est une collection d'actes résultant des influences nécessairement combinées et inséparables de la force qui anime, entraîne et défend la matière, et du point d'appui que celle-ci prête aux manifestations de cette même force, dont elle est l'instrument indispensable et inévitable; ou, si l'on veut, la vie, c'est cette combinaison même d'une force particulière et d'un corps spécialement organisé pour la manifester. »

Considérant la *maladie* comme une manière d'être anormale de la manifestation des phénomènes vitaux, comme une altération de la vie, nous croyons que le *principe* morbide réside toujours dans une lésion de l'innervation, autrement dit dans une lésion essentiellement vitale.

Pour les matérialistes, au contraire, la maladie consiste dans une lésion appréciable des solides ou des liquides qui entrent dans la composition du corps humain. Ils ont en cela une croyance parfaitement inexacte, même pour ce qui a trait à la plupart des cas dits chirurgicaux, même pour les lésions traumatiques ; c'est ainsi qu'il peut exister chez l'homme une foule de lésions matérielles sans qu'il y ait pour cela maladie, ces lésions n'amenant pas de phénomènes de réaction locale ou générale, phénomènes qui constituent seuls les éléments véritables de la maladie.

Soit un exemple de lésion matérielle dont tout le monde a eu dans sa vie occasion de se rendre compte, sur laquelle tout le monde doit avoir quelques notions, par cela même qu'elle se présente très fréquemment : je veux parler des fractures. Eh bien ! mais à qui oserait dire que chez un individu affecté d'une fracture récente la maladie consiste dans la solution de continuité de l'os fracturé, je répondrais qu'il commet une erreur. Non, la fracture ne constitue pas le principe, l'essence de la maladie ; l'individu est malade qui a une fracture, parce que la solution de continuité de l'os est une cause inhérente de réaction locale et souvent générale, et que ce sont ces phénomènes de réaction qui constituent toujours et dans tous les cas la maladie proprement dite. Et la preuve, c'est qu'à la suite d'une consolidation vicieuse des extrémités osseuses fracturées, c'est que lorsqu'il s'est établi une fausse articulation dont le résultat est de transformer en solution permanente la solution primitivement accidentelle, il n'est plus permis de dire qu'il y ait maladie, l'individu n'est plus malade. Et cependant il y a toujours désordre organique, toujours désordre fonctionnel, toujours lésion matérielle ; seulement, ces désordres et cette lésion ne déterminent plus de phénomènes réactionnaires. Je ne saurais mieux résumer cette pensée de philosophie médicale qu'en empruntant à M. Dubois (d'Amiens) les quelques lignes qui vont suivre : « *Les lésions organiques*, dit ce pathologiste distingué, *ne constituent pas des maladies; elles sont tantôt des résultats et tantôt des causes, soit éventuelles, soit réelles, mais passagères, soit permanentes, soit enfin indestructibles et mortelles, en ce sens que, ne pouvant être enlevées, elles entretiendront à jamais des réactions funestes.* » Pour nous, nous ne nous croyons pas obligé à une grande condescendance envers la théorie du chaud et du froid, du sec et de l'humide; nous n'accusons pas le plus ou moins de rigidité des solides, la plus ou moins grande alcalescence des humeurs, etc. ; nous croyons qu'il y a toujours dans le principe des maladies une lésion de l'innervation, et nous les définissons « *un état anormal de l'organisme, dont la lésion primordiale est essentiellement vitale, et qui se manifeste par des altérations d'organe ou de tissu.* »

Une chose m'a toujours frappé dans l'étude des phénomènes pathologiques, c'est la tendance qu'ils ont à se généraliser, et je me suis rendu compte de cette généralisation morbide par la réaction plus ou moins durable et énergique que la maladie, quelque localisée qu'elle paraisse être, exerce sur l'ensemble de l'organisme. Rarement on peut dire, lorsque le mal existe depuis déjà quelque temps : « Il est là, dans cet organe, dans ce tissu, et en dehors de ces limites étroites, le reste de l'économie est en parfaite santé. » Une maladie aiguë, quel que soit son siége, quelle que soit sa nature, a un laps de temps généralement déterminé pour parcourir ses périodes, à moins toutefois que des complications imprévues ne viennent en modifier la marche. Si au bout de ce temps, généralement assez court pour les maladies aiguës du moins, et ici je laisse évidemment de côté les maladies chroniques, qui, pour moi, sont déjà *constitutionnelles;* si, dis-je, au bout de ce temps, l'état morbide reste stationnaire, alors il cesse d'être maladie d'un organe ou d'un tissu; il se généralise, la réaction qu'il a déterminée sur l'organisme devient en quelque sorte inhérente à cet organisme lui-même, s'identifie avec lui. L'état organo-pathique, pour parler le langage de la nouvelle école, a pris, suivant la prédisposition individuelle, un caractère de spécificité; il est devenu diathèse.

Soit une pneumonie franche, la pneumonite aiguë des auteurs. Au bout de quinze jours, trois semaines, un mois ou plus encore, si l'on veut, le tissu pulmonaire, siége de l'inflammation, s'indure et devient un obstacle à la pénétration de l'air dans le poumon, obstacle d'autant plus considérable que l'induration occupe une plus grande étendue. Cet obstacle à l'accomplissement d'une des fonctions les plus importantes de la vie, de la fonction respiratoire, doit-il être regardé comme une organo-pathie simple, et devons-nous voir dans ce fait pathologique, dont se ressent l'économie tout entière, une maladie d'organe, une maladie de tissu? La marche et la nature des symptômes résolvent assez clairement cette question, et lorsque, au bout d'un certain temps, des phénomènes morbides généraux se manifestent, produits par une hématose incomplète, lorsqu'un stimulus anormal du système nerveux a déterminé une aberration profonde dans la nutrition des organes, on est bien forcé d'admettre que la pneumonie n'est plus seulement une maladie locale, mais qu'elle s'est généralisée, qu'elle est devenue constitutionnelle; que si l'individu a une prédisposition à devenir phthisique, la partie pulmonaire indurée subit la dégénérescence tuberculeuse; l'organo-pathie est devenue *diathèse.*

Prenons encore l'hépatite pour exemple. Lorsqu'elle se termine par le passage à *l'état chronique,* comme disent les auteurs, elle ne se *termine* pas le moins du monde; elle ne fait qu'entrer dans une phase nouvelle, plus fertile encore que sa période inflammatoire en accidents graves et variés. Le rôle important que ce viscère joue dans l'accomplissement des phénomènes digestifs rend compte des accidents généraux qui se développent lorsqu'il est le siége d'une inflammation chronique, et l'on a vu maintes fois son tissu subir des dégénérescences diverses, suivant les prédispositions individuelles.

Et, du reste, est-ce que chaque organe n'a pas un rôle particulier à remplir? est-ce que chaque viscère ne participe pas, suivant le degré de son importance, à l'accomplissement des nombreuses fonctions dont le jeu régulier et l'harmonie constituent la santé? Et lorsque, sous l'influence d'une cause morbide locale ou générale, l'un de ces organes cesse de fonctionner ou tout au moins fonctionne mal, n'est-il pas naturel d'admettre que l'harmonie fonctionnelle doit cesser aussi, et que par suite la maladie, quelque localisée qu'elle soit, doit avoir dans tout l'organisme un retentissement plus ou moins énergique? Si ce retentissement se fait sentir d'une manière permanente, s'il passe à l'état chronique, il exerce une action directe sur le tempérament et sur la constitution; il imprime une direction vicieuse aux forces d'assimilation et de résistance vitale; il pousse, suivant la prédisposition individuelle, à tel ou tel état morbide constitutionnel, à telle ou telle diathèse.

2

Présentée sous ce point de vue, la question des diathèses domine à coup sûr la médecine pratique. C'est qu'en effet beaucoup d'états morbides, qu'on pourrait au premier abord croire locaux, tiennent à un état général de l'organisme, se développent parce qu'ils ont depuis plus ou moins long-temps leur raison d'être dans l'ensemble de l'économie, et ne sont susceptibles de guérison qu'en tant que cet organisme, que cette économie sont préalablement modifiés dans leur manière d'être.

Historique. — Employée de tous temps en médecine, l'expression *diathèse* est loin d'avoir toujours eu la même signification ; je dirai même qu'elle a exprimé, suivant les doctrines médicales régnantes, des idées essentiellement différentes. Dioscoride et Galien lui-même la prenaient quelquefois dans le sens de lésion ; quelques anciens médecins grecs l'employaient comme exprimant l'idée de maladie compliquée ; ils y voyaient comme une extension anormale, comme une généralisation de l'état morbide ; d'autres l'ont adoptée comme désignant la composition des liquides, la crâse, la constitution des humeurs, *humorum diathesis*. Vanhelmont ne voyait dans le mot diathèse que l'idée d'un symptôme, et il l'employait souvent dans ce sens, etc. Malgré cette diversité, ou plutôt malgré cette confusion qui régnait chez les médecins d'autrefois, presque tous avaient la pensée de l'indispensable nécessité d'un principe morbide latent, caché dans l'organisme, inconnu dans sa nature et dans son siége, donnant lieu à l'apparition spontanée d'un certain ordre de phénomènes pathologiques, auxquels ils faisaient jouer un rôle considérable dans la marche et la terminaison d'un grand nombre de maladies.

Les progrès des sciences médicales, l'ingénieuse et savante analyse par l'illustre Bichat des tissus divers dont l'ensemble constitue l'organisation animale, ont peu changé l'état de cette question dominante, et en dépit des nombreux rapports sympathiques que la physiologie pathologique a démontré exister entre les éléments divers de cette organisation, les médecins modernes ne sont guère plus d'accord que les anciens sur la véritable acception qu'il convient de donner au mot *diathèse*. Parmi les Anglais, Brown ne l'a ni défini ni caractérisé ; il l'a quelquefois employé comme synonyme de maladie. Les Allemands ont eu Joseph Franck, qui paraît y avoir attaché une plus grande importance; il considère la diathèse comme représentant une condition du corps qui donne naissance à la maladie : « C'est, dit-il, un état morbide donnant aux maladies un aspect spécial qu'on peut reconnaître et distinguer au milieu d.s symptômes par lesquels se manifestent ces maladies. »

En France, plusieurs médecins, et parmi lesquels je citerai Roche, Chomel, Nonnat, Grisolle, Piorry, Requin, etc., ont cherché à mieux définir la diathèse, à mieux signaler son importance. Pour M. Roche, ce ne serait autre chose que « la reproduction, dans plusieurs points de sympathie, d'une irritation de la même nature que l'irritation primitive. » Et dans un autre passage, le même auteur ajoute que « le mot *diathèse* n'a d'autre valeur scientifique, d'autre utilité, que de servir à classer et à caractériser un ordre de faits dont la raison n'est pas connue. »

M. Piorry paraît confondre la diathèse avec la prédisposition, ou plutôt, poussant l'organicisme jusqu'à ses dernières conséquences, jusqu'à ses limites les plus reculées, il reste absorbé dans la contemplation de l'organe et n'admet que les lésions dont il peut déterminer le siége et l'étendue ; c'est ainsi qu'en pleine séance académique, il y a quelques mois à peine, ce professeur distingué niait l'existence du rhumatisme, parce qu'il ne pouvait le trouver dans une vertèbre, le palper dans un muscle, le limiter dans un plexus nerveux.

Plus vitaliste, l'école de Montpellier voit dans le mot *diathèse* l'idée d'une affection générale, latente, attendant seulement une occasion favorable pour se manifester, engendrant souvent par elle-même et sans provocation sensible des maladies dont elle constitue la nature et souvent même la forme. Les diathèses sont pour cette école la source ordinaire de la plupart des maladies, des maladies chroniques principalement ; aussi leur thérapeutique la plus rationnelle et la plus fructueuse dérive-t-elle en grande partie, pour Barthez, Dumas, Bérard et Lordat, de la connaissance parfaite de ces états morbides constitutionnels.

La haute importance philosophique et médicale de cette question a été depuis long-temps bien sentie et bien appréciée par cette école, dont les doctrines sont parfaitement en harmonie avec la pratique des grands hommes qui l'ont illustrée. Quoi qu'il en soit des efforts successivement tentés pour résoudre la question de la diathèse, on peut dire avec le docteur Baumès, de Lyon, qu'elle a été *plutôt mesurée dans sa difficulté et entrevue dans son importance, que résolue en termes précis, pouvant conduire à l'établissement d'une doctrine, de quelques principes positifs, applicables à la généralité des états morbides diathésiques.*

La définition généralement adoptée aujourd'hui, parce qu'elle semble mieux embrasser que les autres, en les résumant, les vues générales relatives au sens médical et philosophique que la majorité des médecins attribue à l'affection diathésique, est celle que donne M. Chomel dans son traité de pathologie générale : « La diathèse est une disposition en vertu de laquelle plusieurs organes ou plusieurs points de l'économie sont à la fois ou successivement le siége d'affections spontanées dans leur développement et identiques dans leur nature, lors même qu'elles se présentent sous des formes diverses. »

Définition. — Mais la diathèse est plus qu'une *disposition*. Tandis que celle-ci précède, prépare, si l'on veut, l'état pathologique, la maladie, mais n'est pas la maladie elle-même, la diathèse révèle toujours l'idée d'une maladie générale, d'un état morbide constitutionnel, en vertu duquel plusieurs manifestations pathologiques pourront se produire. Cet état constitutionnel, l'enfant le porte quelquefois avec lui en venant au monde ; d'autrefois, il naît sous l'influence de causes prolongées, ayant agi profondément sur la constitution des solides et des liquides ; aussi je définirai la diathèse une *constitution morbide congéniale ou acquise*, en vertu de laquelle plusieurs organes ou plusieurs tissus sont à la fois ou successivement le siége d'affections identiques dans leur nature, quelle que soit la forme sous laquelle elles se développent.

« Tout homme, dit Royer-Collard, est doué primitivement et originellement d'une constitution propre, distincte du tempérament proprement dit... La constitution est le fond de la nature individuelle, la formule générale de l'organisation particulière de chaque individu. » Le degré de force physique, la régularité des diverses fonctions, la somme de résistance aux divers agents morbides, enfin la proportion de vitalité : voilà la constitution ; et quand j'ai dit que la *diathèse* était une *constitution morbide*, j'ai voulu dire qu'un affaiblissement de la force physique, que l'irrégularité des fonctions, qu'une faible résistance aux agents morbides, enfin qu'une vitalité épuisée constituaient la diathèse.

Préludes des diathèses. — Chaque individu vient au monde avec son fonds de force ou de faiblesse ; chaque homme naît avec son degré de puissance de réaction contre les agents morbides en général, avec sa faculté, en un mot, de persévérer dans la vie, au milieu de toutes les causes de destruction qui tendent à l'anéantir. Ce fonds de force ou de faiblesse est à la vie végétative ce qu'est à la vie morale, à la vie de relation, l'énergie ou la pusillanimité. Chez les enfants même, dès le plus jeune âge, il y a des signes caractéristiques qui trahissent les tendances fâcheuses, les dispositions mauvaises dont l'âge fera plus tard un quelconque des caractères moraux vicieux les plus saillants de l'homme, si l'éducation ne modifie ces tendances, si la morale ne combat ces dispositions.

Il en est de l'individu physique comme de l'être moral; chez lui, suivant son organisation, les diathèses préludent, dès le jeune âge, au rôle prépondérant qu'elles joueront dans la suite; elles se trahissent par des manifestations partielles, circonscrites sur tel ou tel organe, sur tel ou tel tissu, suivant que l'organe ou le tissu est le siége d'une activité fonctionnelle vitale plus énergique.

Soit, par exemple, un enfant prédisposé à la diathèse catarrhale, un enfant qui n'a pas encore la *constitution morbide* catarrhale, mais dont l'organisation est favorable à son développement. Après avoir présenté sur le cuir chevelu, pendant un temps plus ou moins long, une éruption d'une forme ou d'une autre, les muqueuses, et surtout vers les orifices des conduits qu'elles tapissent, deviennent le siége de congestions, d'engorgements, de sécrétions plus ou moins abondantes; tantôt la muqueuse des paupières est chargée de représenter les préludes de la diathèse sous la forme de ce qu'on appelle vulgairement *yeux chassieux*, tantôt c'est celle de l'intestin qui commence par une diarrhée rebelle, une entérorrhée chronique ; d'autrefois, au contraire, c'est celle des fosses nasales qui annonce l'invasion de la diathèse par des coryzas réitérés avec formation de croûtes, etc... Prenons encore, si l'on veut, la diathèse hémorrhagique, et voyons par quels préludes elle révèle les désordres dont elle sera plus tard la cause permanente de stimulation : dès l'âge le plus tendre, l'enfant est fréquemment sujet à des épistaxis (saignements de nez) ; les moindres plaies saignent abondamment ; quelquefois des taches ecchymotiques se forment sur la peau, les muqueuses offrent une grande disposition à se colorer en rouge vif, etc... La diathèse dartreuse se traduira, tantôt sur une partie du corps, tantôt sur une autre, par des éruptions de courte durée et offrant les caractères furfuracés, ou squammeux, ou vésiculeux, ou pustuleux, suivant les conditions de structure anatomique et les tendances physiologiques de la partie cutanée sur laquelle se développeront ces éruptions diverses. Des signes caractéristiques, précurseurs de cette diathèse, se manifesteront aussi du côté des voies digestives ; la langue sera parfois picotée de rouge ; des flatuosités de l'estomac, des coliques, souvent même des flux diarrhéiques apparaîtront sans cause appréciable connue au milieu d'une santé parfaite en apparence; les muqueuses du nez, des paupières, de la bouche, deviendront à la fois ou successivement le siége d'une irritation plus ou moins vive, d'une rougeur plus ou moins intense. Il semble que jusqu'à ce que chaque organe, jusqu'à ce que chaque tissu ait son organisation propre, bien dessinée, bien affermie, les mouvements fluxionnaires, sous l'influence des premiers efforts de la diathèse, se succèdent, se remplacent, s'essaient, tantôt sur le tégument interne, tantôt sur l'externe, jusqu'à ce qu'enfin, ayant fait leur choix, ils viennent se fixer définitivement sur la peau, qui doit être désormais le théâtre exclusif des manifestations ultérieures de la diathèse dartreuse.

Il ne faut pourtant pas croire que toutes les diathèses aient des symptômes précurseurs aussi faciles à reconnaître, des préludes aussi caractéristiques à constater, et la phthisie elle-même, qui exerce ses ravages tantôt sur les ganglions nerveux, tantôt sur le tissu pulmonaire, quelquefois sur les os, souvent sur la masse encéphalique, etc., n'a pas toujours des indices précurseurs bien tranchés. Si des engorgements glanduleux, des écoulements aux orifices des muqueuses, une déviation des os, des palpitations avec oppression pénible, provoquées par le moindre exercice actif, constituent des phénomènes communs propres à l'établissement ou même à l'existence confirmée de la scrofule, comme du rachitisme, comme de la constitution tuberculeuse, il n'en est pas moins vrai de dire que généralement chacun de ces états morbides offre, dès l'enfance, quelque chose de particulièrement remarquable dans l'ensemble de l'économie, quelques actes anormaux de la vie végétative, quelques conditions particulières d'hérédité qui permettent au praticien de connaître sa nature, et le mettent sur la voie du traitement le plus rationnel à suivre pour combattre avec succès ses tendances funestes.

En étudiant avec attention les signes naissants de la physionomie morale et intellectuelle de l'homme enfant, le précepteur éclairé peut et doit prévoir sous quelle forme se dessineront plus tard les traits principaux de cette physionomie, et modifier dès-lors, par une éducation appropriée, les tendances mauvaises du caractère de son élève. Eh bien! en tenant compte des diverses conditions hygiéniques dans lesquelles est né un individu, en suivant pas à pas l'ensemble de toutes les phases de sa vie nutritive, en ne perdant pas de vue ses allures habituelles, ses manifestations pathologiques diverses, le médecin peut aussi prévoir l'état diathésique auquel cet individu sera plus tard en proie, et par conséquent choisir le champ d'hygiène et de thérapeutique où il faudra le placer pour l'arracher à la diathèse qui l'attend, à l'avenir d'affections morbides qui le menace. Malheureusement, nous ne pouvons suivre ainsi pas à pas les divers malades que nous sommes appelés à soigner, et c'est ce qui augmente les difficultés du pronostic à donner sur les premières manifestations des maladies constitutionnelles.

Et cependant, s'il est en pathologie une question importante, c'est bien certainement celle des maladies diathésiques, et, dans l'étude de ces maladies, le plus important, c'est de constater et de reconnaître leurs préludes : « Que le sang, dit Baumès, contienne quelque chose de spécial, d'inconnu, d'inappréciable pour nous dans certaines diathèses, comme, par exemple, la diathèse tuberculeuse, la diathèse cancéreuse, cela est possible, probable ; que la présence de ce quelque chose de spécial dans ce liquide, dans cette *chair coulante,* selon l'expression de Bordeu, où tous les tissus puisent leur aliment, dont tous les tissus en définitive sont formés, soit la cause première de l'état diathésique, de manière que solides et liquides vivent de la même vie vicieusement modifiée, l'élément fluxionnaire surgit et devient nécessaire, fatal, inhérent à cet état diathésique, dont il constitue l'instrument indispensable de développement, de manifestation, et qui serait sans lui comme s'il n'existait pas. »

C'est cet élément fluxionnaire nécessaire, fatal et inhérent à tout état diathésique qu'il est utile de constater. Quant à ce qu'il y a de spécial dans le sang, si la chimie parvenait jamais à le découvrir, elle nous indiquerait très certainement aussi le remède spécial contre chaque altération spéciale du sang, et alors le grand problème des maladies constitutionnelles serait résolu. Mais jusqu'à ce que ce mystère soit expliqué, le praticien sera forcément réduit à se renfermer dans l'étude des actes de la vie végétative; en dehors de cette étude, il ne pourrait asseoir que sur des vues bien incertaines les considérations générales de thérapeutique applicables au genre d'affections qui nous occupe.

Un peu trop négligée jusqu'alors, l'étude de ces questions doit reprendre aujourd'hui tout son prestige. Les états morbides constitutionnels se rencontrent à chaque pas dans la pratique médicale, et présentent les plus grandes difficultés dans le choix du traitement qui leur est propre. Les progrès de l'industrie, les raffinements de la civilisation, la corruption des mœurs, entrent pour une large part dans la dissémination de ces états morbides; aussi leur étude offre-t-elle aujourd'hui plus que jamais un puissant attrait d'intérêt social, de philosophie médicale, d'hygiène et de thérapeutique générales.

Étudiée sous ce triple point de vue, la question des diathèses fournirait matière à un volume intéressant et utile à la fois; mais entreprendre un pareil travail serait sortir du cadre que je me suis tracé; il me faudrait entrer dans des questions de morale publique, et, ne voulant être que médecin, je reste pleinement dans mon sujet en abordant immédiatement la question étiologique.

Étiologie, ou étude des causes des diathèses. — Les diathèses peuvent être héréditaires, innées, acquises. Les premières sont celles qui sont transmises par voie d'hérédité ; ce sont les plus nombreuses, et aussi, il faut bien le dire, les plus rebelles à nos ressources thérapeutiques. Comme devant être rangées dans cette classe, je citerai les états scrofuleux, tuberculeux, cancéreux, hémorrhoïdaires, dartreux, etc. Ce n'est pas à dire pour cela que ces dégénérescences de tissus, que ces flux hémorrhoïdaires, que ces manifestations cutanées diverses, etc., ne se rencontrent jamais chez des personnes dont les parents n'en ont pas été atteints. Oui, toutes les diathèses peuvent être acquises ; seulement, celles que je viens de nommer sont plus souvent transmises par voie d'hérédité qu'elles ne se développent spontanément chez des individus à origine pure de toute souillure diathésique. Dans le cas d'hérédité morbide, le principe matériel de la maladie est transmis du père au fils ; la constitution diathésique est un fait acquis dès le commencement de la vie intrà-utérine, et l'enfant vient naturellement au monde malade de la maladie de son père.

Je ne sais jusqu'à quel point il est vrai de dire que

les ressemblances physiques transmises par voie d'hérédité sont plus frappantes entre les grands parents et les petits-fils qu'entre les père et mère et leurs enfants; toujours est-il que, regardant comme prouvé par l'observation ce fait à mon sens fort douteux, plusieurs auteurs admettent à priori la possibilité d'une transmission analogue des ressemblances pathologiques. Cependant, comme les incrédules, et il y en a heureusement beaucoup en médecine, ne rencontraient pas de faits bien concluants, de preuves suffisantes pour opérer leur conversion, les partisans de cette doctrine, *qu'un individu atteint d'une maladie transmissible par voie d'hérédité peut créer des enfants parfaitement sains, tandis que ceux-ci au contraire donnent à leurs fils cette maladie paternelle dont ils n'ont jamais eu aucune atteinte,* ont fait intervenir, pour expliquer ce tour de force, ce saut périlleux de la diathèse, des états morbides particuliers, des *états diathésiques mixtes.* L'individu né de parents scrofuleux, par exemple, serait en proie à une maladie qui serait comme un diminutif de celle de son père, qui le tiendrait sous sa dépendance sans se faire connaître, sans donner lieu à aucune manifestation, sans provoquer aucun trouble organique ou fonctionnel; il jouirait, en un mot, d'une santé parfaite en apparence, et ses enfants ne jouiraient pas de la même immunité morbide : ils seraient scrofuleux comme leur grand-père. Et là-dessus une théorie prodigieuse a été bâtie, dans les détails de laquelle il serait bien long et en même temps superflu d'entrer, qui, appuyée seulement sur quelques faits bizarres et exceptionnels trop légèrement interprétés, et dont je donnerai tout à l'heure l'explication, ne peut soutenir, dans l'état actuel de nos connaissances pathologiques, une discussion réellement sérieuse. Pur fruit d'une imagination féconde, pure matière à dissertation théorique; « *in medicinâ majorem vim facit ratio quàm auctoritas*, » disait Baglivi, et la raison ne permet pas d'admettre que les maladies, de quelque nature qu'elles soient, puissent *passer par-dessus une génération*, aller, par exemple, du grand-père au petit-fils sans affecter le père. Soutenir une pareille doctrine serait faire naître de nouvelles difficultés thérapeutiques, et il est à coup sûr bien inutile de chercher à en augmenter le nombre.

Ces faits, que j'appelais tout à l'heure bizarres et exceptionnels, ces faits, sur lesquels a été bâtie tout exprès une théorie étiologique, ont pu être, ont été observés quelquefois, et je me les explique parfaitement, sans faire intervenir une puissance occulte, base d'une doctrine plus occulte encore, par une observation approfondie des actes mêmes de la vie végétative. Tout individu né d'un père atteint d'une maladie diathésique n'est pas fatalement toujours atteint de cette maladie, et lorsque vingt, trente ou quarante années de son existence se sont écoulées sans aucune manifestation morbide, lorsque les deux grandes forces d'assimilation et de résistance vitale sont restées parfaitement intactes, je ne crois pas qu'on puisse oser dire que cet individu est malade. Quant à moi, je donnerais un démenti formel à quiconque viendrait me dire que je suis malade lorsque ma santé est excellente sous tous les rapports, mon père eût-il été scrofuleux, rachitique, tuberculeux, etc. Dans ces conditions physiologiques parfaites, notre homme devient père, et son fils, vers l'âge de sept ou huit ans, présente tous les attributs de l'affection scrofuleuse, ou il meurt phthisique à vingt ou vingt-cinq ans, ou mieux encore on observe chez lui, un peu plus tôt, un peu plus tard, la maladie constitutionnelle dont son grand-père était atteint. Devons-nous conclure de ce fait que la maladie du grand-père a produit celle du petit-fils, que le germe morbide du premier s'est endormi dans le sang d'un être intermédiaire, pour, reprenant toute sa puissance par le fait de la génération, développer chez le second les mêmes accidents caractéristiques ? J'avoue que cela est fort, très fort, et j'aime mieux croire que chez ce dernier il y a eu développement spontané de la maladie sous l'influence des conditions hygiéniques mauvaises dans lesquelles il a vécu et dont je ferai tout à l'heure l'histoire en traitant des *diathèses acquises*. Il y a dans ce cas pure coïncidence et non rapport direct de cause à effet.

Diathèses innées. — Les diathèses peuvent être innées sans être pour cela héréditaires, c'est-à-dire qu'elles peuvent naître chez le fœtus sous l'influence des conditions mauvaises diverses auxquelles la mère se trouve soumise. Mme R..., âgée de 25 ans, d'un tempérament nervoso-sanguin, d'une constitution robuste, née de parents parfaitement sains, et jouissant elle-même d'une très bonne santé, avait eu deux petits garçons vigoureusement constitués, qui grandissaient frais et roses à vue d'œil. Devenue enceinte pour la troisième fois, en 1851, elle eut le malheur de perdre son époux dès les premiers mois de sa grossesse. Dès-lors, le chagrin s'empara de son cœur, et, mère infortunée, se voyant désormais privée de l'appui sur lequel elle devait compter pour élever ses enfants, elle se privait de sommeil et de nourriture, passait les nuits dans le travail et dans les larmes. Au milieu de conditions si défavorables, sa santé s'altérait de jour en jour, et la grossesse n'en parcourait pas moins ses périodes. Le système nerveux constamment mis en jeu par les passions tristes, les impressions morales vives, lé sang anormalement stimulé par suite d'une nutrition incomplète, déterminèrent des impressions morbides profondes sur les centres nerveux et sur le sang du fœtus. A sa naissance, il présentait toutes les tendances vicieuses généralement regardées comme constituant les préludes de la diathèse scrofuleuse. Voilà un *état morbide constitutionnel* inné, voilà une *diathèse innée*. M. Baumès assure avoir vu plusieurs fois « chez des femmes du peuple, en dehors de l'action de tout autre excitant quelconque, l'ivrognerie ou l'habitude de passions fortes, telles que la colère, existant pendant la grossesse, produire chez l'enfant, peu de temps ou immédiatement après la naissance, une diathèse inflammatoire, se caractérisant par une succession de plegmasies qui envahissent alternativement la peau, le tissu cellulaire, sous forme d'*érythèmes*, d'*érysipèles*, de *phlegmons*, d'*érysipèles plegmoneux*, aboutissant à de nombreux abcès, à des suppurations réitérées. »

Diathèses acquises. — Un individu qui ne tient ni de son père ni de sa mère une disposition particulière à contracter certaines diathèses peut néanmoins en être atteint sous la seule influence de diverses causes externes plus ou moins appréciables. C'est ainsi que des conditions hygiéniques mauvaises, telles que l'usage habituel d'eaux insalubres, une alimentation malsaine et insuffisante, le séjour prolongé dans les lieux bas et humides, les veilles prolongées, la débauche, la malpropreté, etc., peuvent imprimer au développement des organes une direction vicieuse et amener ainsi la production d'états morbides généraux.

A Périgueux, par exemple, où le lymphatisme constitue le fond d'un nombre considérable de tempéraments, où la chlorose, avec le cortége nombreux des symptômes alarmants qu'elle détermine, est très commune, où la diathèse scrofuleuse exerce fréquemment ses ravages, on peut jusqu'à un certain point se rendre compte de ces tendances pathologiques par l'action qu'exercent sur l'économie de ses habitants les eaux qui servent à alimenter notre ville. Cette question, d'autant plus importante qu'elle a un intérêt tout-à-fait local, mérite que nous lui consacrions un chapitre particulier, et, pour ne pas scinder mon travail, pour ne pas interrompre par une excursion sur le domaine de l'hygiène publique la marche que je me suis proposé de suivre dans le vaste champ des maladies constitutionnelles, je renvoie son étude à la fin de l'ouvrage.

Quoi qu'il en soit, et pour rentrer pleinement dans mon sujet, je dirai que toutes les diathèses peuvent être acquises, que la phthisie pulmonaire elle-même, si souvent prise pour type de maladie héréditaire, peut se développer, se former pour ainsi dire de toutes pièces chez des personnes qui n'ont pas la moindre disposition héréditaire à la contracter. Le raisonnement et l'observation sont d'accord sur ce point, car s'il fallait à un fils tuberculeux (je prends pour exemple le tubercule, comme je pourrais prendre le cancer, la syphilis, les scrofules, etc., comme je pourrais prendre toute autre diathèse) un père ou un *grand-père* forcément phthisique, il faudrait admettre que le premier homme avait en lui, plus ou moins développé, le germe de toutes les maladies constitutionnelles; qu'il a distribué à chacun de ses descendants une partie de ce germe, lequel est devenu cancer chez l'un, tubercule chez l'autre, scrofule chez un troisième, et ainsi de suite. Caméléon pathologique, ce germe fécond aurait changé de couleur, de forme et de gravité, suivant les temps, les mœurs, les conditions hygiéniques, les constitutions médicales, etc., depuis la création de l'homme jusqu'à nos jours.

Mais n'abusons pas du raisonnement. « *Ars medica est tota in observationibus,* » a dit l'illustre Baglivi, et l'observation nous prouve ce que nous montrait tout à l'heure le raisonnement. Une jeune personne de dix-huit ans, dont la famille m'est assez connue pour affirmer que de mémoire d'homme aucun de ses membres n'a présenté de symptômes de phthisie, quitta pour la première fois, au mois de février 1850, la ville de Bordeaux, où elle était née, et vint à Paris pour y faire ses études de sage-femme. Le changement de climat, d'habitudes, une nourriture différente de celle à laquelle elle avait été habituée dès son enfance, des veilles fréquentes et prolongées, une vie peut-être aussi tant soit peu trop *orageuse*, etc., modifièrent lentement sa constitution, et un an après son arrivée dans la grande ville, elle commençait à devenir malade. Son mal débuta par un état de langueur qu'elle ne savait définir, l'appétit disparaissait de jour en jour, ses forces diminuaient dans la même proportion, et la nostalgie (mal du pays) vint s'ajouter à ces désordres, dont elle hâta, à n'en pas douter, la marche et la terminaison fatale. Après avoir présenté les divers symptômes des périodes distinctes de la tuberculisation pulmonaire, elle mourut dans le marasme le plus complet, au commencement du mois d'août 1852. Combien de jeunes gens, et pour ma part j'en ai connu quelques-uns, qui, purs de tout germe diathésique héréditaire, doués d'un tempérament robuste, d'une santé de fer, pour employer l'expression pittoresque du vulgaire, viennent à Paris ou dans toute autre grande ville, se livrent à corps perdu aux plaisirs de tout genre, vivent dans l'opulence pendant les premiers jours de chaque mois pour se nourrir ensuite à peine jusqu'à ce que leur bourse soit alimentée de nouveau. Parmi ces imprudents, qu'on pourrait compter par centaines, il en est un plus ou moins grand nombre dont le tempérament s'altère, dont la santé s'affaiblit, dont les forces physiques et morales diminuent tous les jours davantage. Cependant ils ne s'arrêtent pas, le travail pour eux n'a plus d'attraits; ils ne peuvent s'arracher à cette vie de luxe et de débauche qui mine sourdement leur constitution dont ils ne sont plus déjà si *fiers*, et, lentement épuisés à force d'avoir vêcu, ils succombent, les uns aux accidents épouvantables de la syphilis constitutionnelle, les autres, à la diathèse tuberculeuse.

Des faits de ce genre ne se comptent plus; on en rencontre tous les jours dans la pratique; aussi je m'en tiens à ces observations générales. Il en est de même pour le cancer : tous les jours on voit des femmes dont les seins, l'utérus, les ovaires, etc., deviennent le siége d'une dégénérescence cancéreuse sous l'influence d'un coup, d'une chute, d'un avortement, d'une cause traumatique quelconque, sans que leurs parents aient jamais eu de cancer. Pourquoi ces divers tissus ont-ils subi cette transformation? C'est là un des mystères de la vie nutritive qu'on ne peut éclaircir ; on le constate, voilà tout.

La vaccine elle-même ne jouerait-elle pas un rôle dans l'étiologie des maladies chroniques? Ne contribuerait-elle pas pour une part plus ou moins active au développement des maladies constitutionnelles? Cette question délicate, et de la plus haute importance pour l'humanité, ne peut être aussi promptement résolue que posée. Cependant, quelque contraire que soit aux doctrines régnantes la solution qui me paraît devoir lui être donnée, je me crois autorisé à l'exposer ici, en m'appuyant sur l'expérience d'autorités pratiques et sur le raisonnement :

M. Nuñes (de Madrid) a vu l'inoculation du virus vaccin produire, après une série d'actes physiologiques divers dans l'intimité desquels il n'a pu pénétrer parce qu'ils sont un des mystères de la nature, M. Nuñes, dis-je, a vu cette inoculation produire tantôt la diathèse scrofuleuse, tantôt une autre maladie constitutionnelle. Le docteur Andrieu, professeur agrégé de la faculté de médecine de Montpellier, attribue à ce virus l'apparition d'un grand nombre de conjonctivites chroniques, d'hypertrophies glanduleuses, de tuberculisations ganglionnaires et même de dégénérescences phymiques du poumon ; il a vu ces accidents d'infection générale se produire surtout lorsque les enfants sur lesquels on prenait le pus vaccinal en étaient eux-mêmes atteints. MM. les docteurs Des Guidi et Gastier ont cité des exemples analogues.

Aussi je veux pour un instant supposer parfaitement sain d'ailleurs l'enfant sur le bras duquel on prend le pus qui doit servir à inoculer la vaccine. Eh bien ! dans ce cas, et alors même qu'il serait possible de ne jamais se tromper sur la santé de l'enfant dépositaire du virus, la vaccine devrait être abandonnée, rejetée même comme une pratique dangereuse pour l'humanité. Et pour preuve, soit un individu chez lequel sommeille un état morbide constitutionnel qui attend pour se manifester une occasion favorable, qui est prêt à saisir le côté faible de l'organisme pour s'y transporter avec le cortége de tous ses symptômes ;

l'équilibre existe encore cependant entre les efforts morbides de la diathèse qui fermente, et la force de résistance vitale, dont le but est de s'opposer à ses manifestations. Une prophylaxie bien dirigée détruirait la diathèse qui tend à s'établir, en venant au secours de la force vitale, en donnant aux phénomènes de réaction générale une direction conforme aux tendances de la nature; si, au lieu d'y avoir recours, vous inoculez la vaccine, aux forces de la diathèse vous ajoutez l'influence pathogénétique du virus vaccin, vous donnez un ennemi de plus à combattre à la force vitale, qui est bientôt obligée de s'avouer vaincue.

« Si la vaccine ne faisait que mettre une maladie à la place d'une autre; si elle reportait sur la jeunesse la dette de l'enfance, il faudrait la repousser comme le plus funeste présent qui ait jamais été fait aux hommes. » Voilà ce qu'écrivait l'académie de médecine dans son rapport de 1850. Ce que cette société savante mettait au conditionnel, M. Carnot le met au présent par des chiffres. Posant en parallèle deux départements de la France complètement opposés dans leur conduite à l'égard de la vaccine, celui de la Côte-d'Or et celui de l'Aveyron, M. Carnot a recherché dans un tableau comparatif des naissances et des décès quelle était dans ces deux départements l'influence de l'inoculation vaccinale. Je mets sous les yeux le tableau suivant, qui n'est pas sans quelque intérêt :

Termes de comparaison.	Côte-d'Or.	Aveyron.
1° Population recensée en 1841..........	393,316	375,083
2° *Idem* en 1851..........	400,297	394,183
3° Accroissement en dix ans..............	6,981	19,100
4° Naissances de 1839 à 1848............	96,331	113,477
5° Décès, *idem*..............................	87,614	86,562
6° Différence des naissances aux décès en dix ans..............................	8,717	26,915

Comme on le voit par ce tableau, « l'accroissement de la population a été trois fois plus considérable dans le département de l'Aveyron, où l'on ne vaccinait presque personne, que dans celui de la Côte-d'Or, où l'on vaccine tout le monde !... Dans tous les deux, le chiffre des décès est à peu le même, mais celui des naissances est de beaucoup inférieur dans la Côte-d'Or, quoique le nombre des mariages y soit beaucoup plus considérable.... [1] »

[1] Lettre de M. Carnot à M. Amédée Latour. (*Union médicale* du 5 juillet 1853.)

« Tous les hommes instruits, » est-il écrit dans la même lettre, « savent que sur mille décès généraux, on comptait à Paris, au XVIIIe siècle, quatre-vingt-six décès dus à la petite-vérole, et il suffirait d'ouvrir l'*Annuaire du Bureau des Longitudes* pour s'assurer qu'en 1851 le rapport n'est plus que de quatorze sur mille. Toutefois, il est essentiel de remarquer que sur les quatre-vingt-six morts du XVIIIe siècle, trois seulement avaient dépassé l'âge de vingt ans, tandis que sur les quatorze morts du XIXe, sept sont compris entre vingt et cinquante-cinq ans. »

Ainsi, dans la majorité des cas, la vaccine préserve l'enfance de la variole, cela n'est pas contestable; mais, en revanche, elle introduit un germe morbide dans l'économie, qui n'est pas étranger à la mortalité dont est frappée la jeunesse, et il est permis de conclure avec M. Carnot que si « *la mort prélève aujourd'hui sur la jeunesse, sous des noms inconnus au* XVIIIe *siècle, le tribut que la petite-vérole imposait alors à l'enfance,* » la découverte de la vaccine n'est pas étrangère à ce résultat.

Lorsque M. Auzias-Turenne, il y a trois ou quatre

ans, proposait l'inoculation de la syphilis comme moyen prophylactique de cette maladie, déjà malheureusement trop commune, le monde médical s'émut en prévoyant l'immoralité et les dangers qu'entraînerait avec elle une pratique si audacieuse. Cette pratique serait immorale en ce sens que, donnant une fausse sécurité aux personnes déjà naturellement disposées à l'inconduite, aucun frein ne les arrêterait plus dans la voie du libertinage ; elle serait dangereuse, parce qu'elle introduirait dans l'organisme un virus capable d'y produire des accidents terribles, dont il serait très souvent difficile de se rendre maître. Et puis, en admettant même que cette pratique ne soit pas une cause d'immoralité publique, que les accidents produits par la syphilis inoculée aient une gravité bien inférieure à ceux qu'elle développe lorsqu'elle est le résultat d'un coït impur, quel droit a le médecin de donner la vérole à un individu qui ne s'exposera peut-être jamais à la contracter? Étrange procédé, que de jeter un homme à l'eau pour qu'il ne se mouille pas! Honteuse d'avoir fait sortir des poitrines médicales un cri de réprobation universelle, la syphilisation ne laisse plus aujourd'hui que le souvenir de son passé, et peut-être, dans un avenir qui n'est pas bien éloigné de nous, on pourra faire aussi l'oraison funèbre de la vaccine.

Nous ne sommes pas tous fatalement voués à l'infection variolique, et vacciner tout le monde, c'est donner à un grand nombre une maladie dont il n'est pas toujours facile de prévoir les conséquences, c'est introduire dans l'économie d'un grand nombre de personnes bien portantes un virus dont les effets peuvent avoir les plus terribles résultats.

Moins grave que l'inoculation de la variole, produit du vil intérêt et de la sordide avarice du XVIIIe siècle[1], celle de la vaccine n'en détermine pas moins, chez l'inoculé, des phénomènes locaux et des phénomènes de réaction générale, dont un grand nombre de maladies chroniques et constitutionnelles sont quelquefois la conséquence.

[1] On sait qu'en Géorgie, en Circassie et en Arabie, des femmes obscures pratiquèrent d'abord l'insertion de la variole. Les Géorgiens, les Circassiens et quelques autres peuples de l'Orient la mirent, dit-on, en usage pour sauver la beauté de leurs filles et les soustraire aux ravages qui sont la suite de la petite-vérole naturelle; ravages qui, portant atteinte à la beauté, diminuaient beaucoup le commerce infâme que ces peuples sont dans l'usage de faire en vendant leurs enfants pour fournir le harem du souverain de l'Asie. (VALENTIN et DÉZOTEUX, *Traité historique et pratique de l'Inoculation*, page 48. Paris, 1799.)

On ne peut détruire en un jour l'impression favorable produite sur le monde par une pratique de près d'un siècle; mais, quelque profonde que paraisse cette impression, la science se doit à elle-même et à l'humanité de faire ressortir les inconvénients et les dangers d'une pratique dont les générations présentes et futures sont exposées à devenir les victimes.

En attendant que cette question soit soumise à de nouvelles études, nous faisons les vœux les plus ardents pour qu'il soit possible aux médecins de prendre à une source pure le vaccin qui doit servir à l'inoculation. Le seul moyen qui nous paraisse capable d'arriver à ce résultat, serait d'avoir dans chaque département un dépôt de vaches ayant du cow-pox. Avec cette réforme, on n'aurait pas à craindre de communiquer à un enfant doué d'une santé robuste le germe des maladies constitutionnelles dont peut être atteint le sujet sur lequel on prend le pus qui doit servir à vacciner. On éviterait ainsi une cause puissante de maladies qu'on guérit toujours difficilement parce qu'on n'en soupçonne pas l'origine.

Caractères des diathèses. — Presque toutes les diathèses révèlent leur existence par des manifestations visibles, palpables, telles que des altérations de tissus, la formation de produits nouveaux ou tout au moins des mouvements fluxionnaires. Cependant quelquefois il n'existe aucune lésion matérielle appréciable, et alors des troubles fonctionnels, une aberration plus ou moins marquée des phénomènes sensitifs, des accidents nerveux à formes diverses, sont les seuls symptômes à l'aide desquels il soit possible de reconnaître un état diathésique *en action*, et pour donner un exemple de ces accidents insolites dont parlent à peine les auteurs, je citerai un cas de paraplégie syphilitique publié par le docteur Ch. Bernard dans l'*Union médicale* du 26 novembre 1853 :

« Le 22 septembre 1853, est entré à l'hôpital du Midi un homme âgé de trente-sept ans, marchand des quatre saisons, d'un tempérament lymphatique et d'une constitution assez faible. Au moment de l'admission, cet homme était affecté d'une paralysie sinon complète, du moins fort avancée. Ainsi la marche était à peu près impossible, la station verticale difficile. Ce n'était qu'à l'aide d'un bâton et avec des efforts assez prononcés que le malade parvenait à projeter une jambe devant l'autre. Les mouvements n'étaient pas cependant abolis dans les membres abdominaux. Le pied se portait parallèlement au sol, la pointe en avant et convenablement relevée. La jambe pouvait se fléchir sur la cuisse. On le voit, il y avait seulement diminution marquée de la contractilité musculaire, diminution portant sur tous les muscles des membres inférieurs, mais n'ayant pas déterminé d'atrophie. Il faut joindre aux phénomènes précédents des troubles du côté des fonctions urinaire et intestinale. L'urine ne sortait plus que par regorgement, et le malade, pour se débarrasser, était obligé de se sonder lui-même plusieurs fois par jour. Une constipation opiniâtre existait en même temps, et de nombreux purgatifs furent nécessaires pour la combattre.

» Mais le symptôme le plus fatigant pour le malade, celui sur lequel il appelait le plus souvent l'attention, c'était la sensation d'une barre ou constriction ayant la largeur de la main et exerçant une forte pression autour des reins et du ventre. Le trajet pouvait être représenté par une ligne qui, partant de l'apophyse épineuse de la première lombaire, aurait suivi le bord inférieur de la douzième côte et serait venue se joindre à celle du côté opposé, vers l'ombilic. Ce sentiment de constriction était continuel.

» Comme derniers phénomènes morbides que présentait le malade au moment de son admission et qu'il offre encore en ce moment, il nous reste à noter une anesthésie locale de la peau, une exostose du tibia, un léger écoulement et un engorgement peu marqué de la queue des deux épididymes. La première n'occupe guère qu'un décimètre carré sur la partie latérale gauche du thorax, entre la sixième et la huitième côte. La seconde est une tumeur solide égale à la moitié d'une noix et qui s'est développée sur le tiers moyen de la face antérieure du tibia. Des autres fonctions et organes, il n'y a absolument rien à dire.

» Après la constatation des accidents actuels, on interrogea avec soin le malade sur les phénomènes vénériens et syphilitiques dont il avait pu antérieurement être affecté. Il fut difficile, ainsi que cela arrive si souvent, de bien coordonner les renseignements qu'il fournit alors. Il avoua avoir eu plusieurs blennorrhagies, quelques chancres et certains accidents syphilitiques assez difficiles à définir. La première blennorrhagie remonte à six ans; elle fut suivie rapidement de cinq autres, dont aucune, au dire du malade, ne s'accompagna de chancres; et cependant un an après la première, il y a maintenant cinq ans, il se développa sur les membres inférieurs, principalement sur le tronc, des taches qui, par la description qu'en donne le malade, paraissent avoir été des papules. Cette éruption fut déclarée de nature syphilitique par un médecin, dura deux mois et disparut sous l'influence de la liqueur de Van-Swieten. En même temps, du reste, se manifestèrent de la céphalée nocturne et des maux de gorge.

» Jusqu'en 1852, il ne se produisit rien de nouveau, si ce n'est les écoulements. A cette époque seulement, plusieurs petits chancres se montrèrent sur le prépuce, et on aperçoit encore la cicatrice blanche et un peu dure de l'un d'eux. Ces chancres, reconnus quinze jours après le coït, se cicatrisèrent spontanément et sans cautérisation huit jours plus tard. Peu de temps après, et à une époque que le malade ne saurait préciser, la syphilide, les maux de gorge et la céphalée reparurent; les cheveux tombèrent et l'exostose se développa. Le malade assigne à cette dernière une cause traumatique, un coup reçu six semaines après la cicatrisation du chancre.

» Quant à la paraplégie, le début en est rapporté à quatre mois avant l'admission à l'hôpital. Elle commença par des lassitudes dans les jambes, qui rendaient le travail de plus en plus pénible. Point de fourmillement à la région plantaire. Trois semaines plus tard se manifesta le sentiment de constriction déjà indiqué; puis survinrent la constipation et la gêne dans l'émission des urines. La maladie continua et fit même de notables progrès, malgré la liqueur de Van-Swieten et l'iodure de potassium qui furent administrées en ville.

» Dès le 23 septembre, le malade fut soumis au traitement mixte des accidents secondaires et tertiaires (pilules de proto-iodure de mercure et iodure de potassium). Les premières, données d'abord au nombre de deux, furent successivement portées à cinq par jour. La dose de l'iodure de potassium fut également élevée de un à quatre grammes chaque jour. A partir du 10 octobre, on ajouta de quatre à sept pilules d'alcolat de noix vomique de cinq centigrammes chacune.

» Sous l'influence de ce traitement, une amélioration rapide et très marquée s'est manifestée.

» Le 15 novembre, la marche, si elle n'est pas encore régulièrement rétablie, s'exerce d'une manière assez satisfaisante et sans l'aide de bâtons ou de bras ; le pied se détache facilement du sol et se repose ensuite d'une manière assez ferme. Les autres troubles morbides n'ont pas complètement disparu. L'émission des urines se fait pourtant avec plus de facilité, et le malade a rarement besoin de la sonde. »

Il y aurait même, d'après plusieurs auteurs, et Ricord est de ce nombre, *des diathèses larvées*, des diathèses *en puissance*, suivant l'expression de l'école de Montpellier, qui resteraient un temps illimité dans l'organisme sans y déterminer aucun trouble. C'est ainsi que la syphilis pourrait, d'après le chirurgien de l'hôpital du Midi, rester *en puissance* pendant dix, quinze et vingt ans même, sans manifestation aucune, sans donner lieu à aucune perturbation sensible, et un beau jour, sans cause déterminante appréciable, porter le désordre dans l'exercice des diverses fonctions vitales, et produire des accidents caractéristiques de la plus haute gravité. La nature est heureusement plus sage, elle n'a pas voulu laisser le malade dans une fausse sécurité, le médecin, dans une incertitude pénible, et nous sommes heureux de dire avec feu le doyen de la chirurgie française, M. le professeur Roux, dont nous pleurons la perte toute récente encore, que ces maladies *larvées* sont excessivement rares, qu'il n'en existe même pas rigoureusement parlant, telles du moins que les admet Ricord, dont les doctrines font généralement loi quand il s'agit de syphilographie.

Que la syphilis constitutionnelle reste en puissance de l'économie pendant plusieurs années, sans donner lieu à aucune des manifestations bien tranchées qui la caractérisent, d'accord ; mais qu'elle ne détermine aucun trouble, qu'elle ne donne absolument aucun signe de vie, cela n'est pas possible. Entre ces deux opinions extrêmes, il y en a une intermédiaire, qui est, à n'en pas douter, l'expression de la vérité, et si le docteur Follin a rencontré un individu dont l'observation infirme la règle générale posée pas Ricord, à propos de la non récidive du chancre induré, j'en ai rencontré plusieurs dont les observations m'autorisent à dire que tout individu *constitutionnellement* syphilitique présente de temps en temps, et à des époques indéterminées, des accidents variés qui, sans être précisément caractéristiques de la vérole, n'en révèlent pas moins dans l'organisme tout entier l'existence d'une maladie constitutionnelle qui en influence les actes.

En 1848, trois jeunes gens, avec lesquels je n'ai cessé d'avoir depuis des relations suivies, furent affectés de chancres qui s'indurèrent; nous étions alors attachés ensemble à l'hôpital militaire de Metz. Le chirurgien principal de cet établissement, M. Hénot, fit prendre à chacun d'eux, pendant tout au plus trois semaines, d'abord vingt-cinq, puis cinquante centigrammes d'iodure de potassium par jour. Au bout de ce court espace de temps, et je n'ose pas dire sous l'influence de ce traitement incomplet, les chancres étaient cicatrisés, mais l'induration n'avait pas encore complètement disparu, ce qui n'empêcha pas malades et médecin de croire à une guérison radicale. Cependant, il ne devait pas en être ainsi, et ces premiers accidents syphilitiques modifiés, mais non guéris sous l'influence de la médication iodurée qu'on leur avait opposée, devaient se généraliser, déterminer des symptômes généraux insolites, en un mot, produire des manifestations à caractères indéfinis. Depuis 1848, en effet, chacun d'eux, à des époques différentes, a présenté des herpès præputialis longs à disparaître, une cuisson incommode accompagnée de rougeur à la marge de l'anus, un suintement infect entre le scrotum et la partie supérieure et interne des cuisses. Indépendamment de ces manifestations locales, quelques troubles généraux, tels que névroses des fonctions digestives, névralgies erratiques, sentiment de pesanteur dans les membres inférieurs, malaise général et indéfinissable, etc., se sont reproduits à des époques plus ou moins éloignées, comme pour rappeler à ces trois victimes d'un *amour imprudent*, qu'ils étaient sous la dépendance d'une maladie constitutionnelle, dont le principe est de nature peu douteuse.

Je laisse aux syphilographes spécialistes le soin de tirer de ces faits les conclusions qu'ils jugeront convenables; quant à moi, ils m'ont paru tellement contraires aux opinions sur lesquelles la théorie de l'*incubation sans limites* a été bâtie, que j'ai cru devoir les exposer ici.

Pour soutenir avec succès une doctrine pareille, il

faudrait l'appuyer de faits certains, de faits sur l'exactitude desquels aucun doute ne pût s'élever ; il faudrait la baser sur des observations comme il n'est pas possible à un médecin d'en recueillir, quelque zélé, quelque consciencieux qu'il soit ; il faudrait garder sous clef et les voir tous les jours pendant vingt-cinq ou trente ans, des individus soupçonnés atteints de maladies diathésiques, et surveiller pendant ce temps tous les actes de leur vie nutritive. Prenons un exemple : Une personne se présente (je la suppose même de bonne foi) qui est atteinte d'exostoses syphilitiques ; le médecin, qui reconnaît la nature du mal aux symptômes qu'il présente, aux troubles qu'il occasione, aux douleurs caractéristiques qu'il détermine, veut néanmoins, pour diriger plus sûrement sa thérapeutique, remonter à la cause du mal ; et il résulte de l'interrogatoire qu'il fait subir à son malade que celui-ci ne se croit pas atteint d'accidents syphilitiques, parce que depuis vingt-cinq ans *il ne s'est pas exposé à contracter cette maladie et que depuis cette époque il n'a jamais été malade ; qu'il n'a même pas eu le plus petit bouton sur le corps.* Voilà un cas comme il en arrive non-seulement aux syphilographes Ricord,

Lagneau, Gibert, etc., mais comme il en arrive à tous les médecins; et comme c'est sur de pareils exemples qu'on a dû forcément se baser pour arriver à la théorie de l'*incubation*, discutons-le pour savoir jusqu'à quel point il est concluant.

Et d'abord est-il une personne qui puisse affirmer n'avoir eu depuis vingt-cinq ans *aucun bouton sur le corps ?* Mais nous savons tous que c'est là une expression vulgaire à valeur très élastique, que l'individu qui en fait usage peut parfaitement avoir été, à des époques plus ou moins éloignées, atteint, par exemple, de gerçures localisées dans telle ou telle partie du corps, de coryzas longs à guérir, d'angines rebelles, de pustules croûteuses sur le cuir chevelu, de ganglionites cervicales ou autres, de névroses partielles du sentiment, du mouvement, etc., et de tant d'autres petites choses auxquelles il n'a pas ajouté une grande importance, parce qu'il ne croyait pas avoir en lui un germe syphilitique producteur de ces divers accidents, parce qu'il ne se croyait pas malade.

Tout en admettant l'existence de ces manifestations diverses, les partisans des idées que nous combattons nous opposent que ce n'est pas là la marche ordinaire de la syphilis : « Cette maladie ne met pas, disent-ils, tant de temps à parcourir ses périodes; elle devait donc être cachée dans l'organisme; c'était une syphilis *larvée.* » Il est vrai qu'à partir du moment de l'infection, si on laisse la maladie abandonnée à elle-même, si on ne contrarie les effets du virus par aucune médication, il ne faudra pas attendre vingt-cinq ans pour voir se développer des exostoses, et les accidents intermédiaires auront une durée bien plus restreinte. Mais il y a vingt-cinq ans, lors de l'invasion de la maladie, lors de l'apparition des premiers symptômes qui ont révélé son existence, notre vénérien a pu prendre quelques pilules, a suivi sans doute quelque demi-traitement plus ou moins *compatible avec ses occupations journalières* (comme dans les trois cas que je viens de citer); et cette thérapeutique incomplète a modifié la diathèse sans la guérir, a ralenti ses effets sans les neutraliser; elle a fait d'une maladie à caractères habituellement bien tranchés, à périodes invariablement distinctes, un état morbide mixte à manifestations incertaines et mal caractérisées.

En 1840, au mois de février, M. B........, âgé de

trente ans, employé des contributions indirectes, s'aperçut qu'il avait à la base du gland une petite ulcération reposant sur une masse charnue dure, qu'il compare pour le volume à la moitié d'un pois. Fatigué de la persistance de cette solution de continuité, et lui attribuant à juste titre une origine impure, M. B......... consulta un médecin qui lui prescrivit trente pilules de sublimé corrosif et de la tisane de salsepareille. Ce fut là tout le traitement. L'ulcération se cicatrisa, mais l'induration fut longue à se dissiper. Depuis cette époque, cet intéressant malade a eu plusieurs fois à lutter contre des maux de gorge rebelles, des rhumes de cerveau (coryzas) difficiles à guérir, un suintement opiniâtre et fétide, se produisant tantôt à la partie supérieure et interne des cuisses, tantôt à la commissure postérieure du sphyncter anal, et jusqu'à la partie supérieure du sillon formé par les muscles fessiers et le tissu cellulaire abondant de cette région. A ces accidents sont venus se joindre, à différentes reprises, des troubles généraux de l'innervation, tels que désordres momentanés dans l'accomplissement des fonctions intellectuelles (hypocondrie, mélancolie, etc.), mouvements convulsifs périodiques des muscles soumis à la volonté, céphalalgies, spasmes de la glotte, palpitations de cœur, berlue, tintouin, etc. Ce qui fatiguait surtout le malade et attirait plus particulièrement son attention, c'était un sentiment de constriction à la gorge, déterminé par une hypertrophie considérable des glandes amygdales et une induration de la muqueuse laryngée; il désignait sous le nom d'*angine tonsillaire* l'ensemble de ces deux lésions, et il en était très sérieusement affecté.

Parce que ce ne sont pas là des accidents qui aient été décrits comme symptômes caractéristiques de l'infection vénérienne, lorsque, au mois de septembre 1853, un ecthyma syphilitique est venu se manifester sur la poitrine et les membres supérieurs, les partisans de l'*incubation* auraient dit que le virus introduit en 1840 dans l'économie par la voie du chancre observé alors à la base du gland, s'était endormi pendant près de quatorze ans dans je ne sais quelle partie de l'organisme, et las enfin de rester inactif, aurait produit capricieusement, en 1853, l'éruption ecthymateuse dont je viens de parler. Partant de ce principe, que le virus syphilitique agit sur la constitution tout entière, j'aime mieux regarder comme produits par lui les accidents successivement ou simultanément observés depuis 1840, d'autant mieux qu'on ne peut leur attribuer une autre cause.

Et la preuve en est dans les résultats des médications nombreuses qui ont été employées pour faire cesser ces accidents. Les émissions sanguines, les vésicatoires, les cautères, les purgatifs, etc., n'ont produit absolument rien durant une longue période de dix ou douze ans, pendant lesquels l'estomac du malade a été transformé en une véritable pharmacopée. Consulté au mois de janvier dernier, je prescrivis le traitement mixte anti-syphilitique employé par le docteur Follin, dans le cas de paraplégie dont j'ai emprunté l'observation à M. Ch. Bernard, et aujourd'hui tous les accidents ont complètement disparu.

Est-ce qu'il ne répugne pas à la raison d'admettre qu'un être constitué, soumis à un travail incessant d'assimilation et de désassimilation, qu'un être dont toutes les parties, dont toutes les molécules sont successivement et sans relâche renouvelées, puisse garder pendant vingt et trente ans, cachée dans un repli de son organisme, une maladie dont l'explosion se fait si tard ? Il faudrait, pour comprendre ce sommeil indéterminé, pouvoir localiser la maladie, lui trouver quelque part dans l'économie un organe, un tissu immuable comme elle, au milieu des transformations incessantes que subit cette même économie; il faudrait le repos dans le mouvement, il faudrait l'impossible.

N'est-il pas plus rationnel d'admettre, qu'au fond restant toujours la même, la diathèse n'a fait que changer de forme, soit parce que le malencontreux usage de médicaments nuisibles en a modifié la marche, soit parce qu'un traitement incomplet a ralenti, en en pervertissant l'ordre et la forme, les manifestations qui révèlent habituellement son existence?

Siége des manifestations. — Considérées sous le point de vue du siége de leurs manifestations, il y a des diathèses qui peuvent affecter presque tous les organes et les tissus, tandis que d'autres semblent exclusivement se concentrer sur tel ou tel organe, sur tel ou tel tissu. Ainsi, l'inflammation peut se montrer partout, les tubercules peuvent se développer dans tous les organes, tous les tissus sont susceptibles de subir la dégénérescence cancéreuse; le rhumatisme, au contraire, est propre aux muscles et au système fibro-séreux des articulations.

Fixes, durables dans les scrofules, permanentes, définitives dans le cancer sous quelque forme qu'il se présente, les manifestations diathésiques sont mobiles et peuvent revêtir le type intermittent dans le rhumatisme et la goutte.

Le même individu peut en même temps être atteint de plusieurs diathèses, car il n'existe pas entre elles d'antagonisme réel, comme on a voulu le prouver dans ces derniers temps. Ne voit-on pas, en effet, la syphilis coïncider avec les diverses phases de toutes les autres diathèses ? Le rhumatisme n'attaque-t-il pas souvent des individus scrofuleux ? On a même vu le tubercule et le cancer réunis, etc.

Influence de la génération. — Sous l'influence de certaines conditions bien appréciées, de la génération, par exemple, il arrive souvent que les diathèses se transforment, donnent lieu à des manifestations différentes ; c'est ainsi que la syphilis constitutionnelle.

transmise héréditairement, peut se traduire chez l'enfant par des symptômes scrofuleux ; et, pour ma part, j'ai vu pas mal d'enfants avec des engorgements des ganglions lymphatiques, avec un gonflement du tissu osseux ou de ses enveloppes, avec des nécroses, des caries, des abcès froids, etc., accidents qui n'avaient d'autre raison d'être que la constitution syphilitique de leurs parents. Cette transformation se conçoit d'autant mieux, qu'à une époque avancée de son existence, la syphilis porte particulièrement son action sur ce qu'on appelle *les tissus blancs*, et que ce sont ces mêmes tissus qui se fluxionnent, s'engorgent et suppurent chez les scrofuleux.

Le rachitisme lui-même, maladie sur la nature de laquelle existe une grande dissidence parmi les médecins, me paraît être, dans l'immense majorité des cas, une transformation que l'hérédité fait subir à la diathèse scrofuleuse. « Il n'est pas hors de vraisemblance, dit Cullen, que quelques-unes des circonstances que l'on regarde comme causes éloignées puissent favoriser la naissance de cette maladie, tandis que d'autres circonstances s'y opposent ; mais je doute qu'aucune des premières puisse produire le rachitis, lorsqu'il n'y a pas une disposition particulière dans la constitution originelle de l'enfant. » Et M. Roche regarde comme une des causes les plus puissantes de son développement « la circonstance d'être né de parents scrofuleux. » Vulgairement, mais à tort, appliquée aux difformités de la colonne vertébrale, l'expression *rachitisme* doit avoir une acception beaucoup plus générale; elle peut être employée pour désigner toute espèce de ramollissement du tissu osseux, arrivant dans l'enfance, dans l'âge adulte comme dans la vieillesse. Dépendant d'une cause générale, le rachitisme ne porte pas seulement son action sur le tissu osseux : les muscles aussi ont subi une altération importante à noter; ils sont amincis, ramollis et se déchirent facilement. Le sang est à peu près le même que celui des scrofuleux; les symptômes généraux (dérangement gastro-intestinal, diarrhée, ballonnement du ventre, sueurs nocturnes, mouvement fébrile, irritabilité du système nerveux, etc.), sont aussi ceux que l'on observe dans les dernières périodes de la diathèse scrofuleuse; tout porte à croire enfin qu'il y a, sinon une analogie complète entre ces deux maladies, du moins de grands rapports de similitude. Le virus vénérien, le rhumatisme, la goutte, etc., pourraient aussi, d'après Boyer, se transformer, sous l'influence de la génération, en diathèse rachitique. Du reste, tous ces états morbides généraux se touchent, se tiennent par la main, s'enchaînent les uns les autres, et suivant une foule de circonstances plus ou moins appréciables, ils revêtent telle ou telle forme chez tel ou tel individu, le principe de la maladie étant chez tous à peu près identiquement le même.

Le docteur Baumès a vu, dans sa clientèle, l'exemple d'un père goutteux et d'une mère scrofuleuse, ayant donné le jour à cinq enfants, deux garçons et trois filles. « Le premier des garçons, dit l'auteur que je viens de citer, est alternativement goutteux et graveleux ; le second, très lymphatique, eut spontanément, à l'âge de seize ans, un engorgement de l'articulation coxo-fémorale gauche, avec luxation spontanée, abcès et fistules, qui a fini après huit ans de souffrance, et après divers traitements employés, par une ankilose complète, le membre inférieur de ce côté offrant quatre à cinq pouces de raccourcissement ; la troisième est morte à vingt-six ans, avec tous les symptômes d'une phthisie pulmonaire ; la quatrième est affectée de dartres squammeuses sur diverses parties du corps, avec tendance à la mélancolie, à l'hypocondrie et même parfois à l'aliénation mentale; et enfin, la cinquième, qui est la mieux portante, présente une véritable diathèse muqueuse sécrétoire, se manifestant tantôt sur la muqueuse des paupières, des yeux, tantôt sur celle des fosses nasales, des bronches, et ayant été précédée, comme préludes, dans l'enfance de la malade, jusqu'à douze à treize ans, d'une abondante sécrétion mucoso-purulente crustacée (impetigo) au cuir chevelu. »

Ajoutons encore que chez une personne soumise à un état diathésique quelconque, beaucoup de maladies peuvent être modifiées dans leur marche, leur durée et leur terminaison, peuvent enfin subir des transformations graves dans les lésions qui les caractérisent; et, par exemple, ne voit-on pas tous les jours des tumeurs bénignes se transformer en cancer chez des individus à diathèse cancéreuse, des arthrites simples devenir des tumeurs blanches, par le fait de l'existence des scrofules, etc.? Je pourrais à ce sujet citer l'observation d'un jeune homme à diathèse scrofuleuse en action, qui, il y a un an, fit une chute sur le genou gauche. Cette chute détermina une arthrite contre laquelle les traitements anti-phlogistiques, les compresses de chloroforme, les vésicatoires, etc., ont été successivement employés sans amener d'amélioration; lentement désorganisés par l'inflammation chronique dont ils sont depuis long-temps le siége, les divers éléments de l'articulation fémoro-tibiale ont subi une dégénérescence fongueuse, et aujourd'hui ce malade est porteur d'une magnifique tumeur blanche, dont l'amputation seule du membre pourra le débarrasser désormais.

En résumé, la constitution du sang, l'action nerveuse, le rapport qui existe entre le sang et le système nerveux, et la force vitale qui résulte de ce rapport, telles sont les conditions essentielles de l'organisme, dans lesquelles il faut puiser la source des états morbides généraux que nous étudions; et une chose remarquable qui vient à l'appui de cette assertion, c'est la coïncidence fréquente de la diathèse névrosique, avec les traits les plus exagérés de la constitution lymphatique, avec le cortége des symptômes de la diathèse scrofuleuse. Partout, en effet, où il y a altération du sang, il doit y avoir, il y a nécessairement altération du système nerveux, et réciproquement, car on ne peut comprendre, dans un point quelconque de l'économie, la présence d'un de ces systèmes sans l'autre; tous deux sont également nécessaires à l'exercice régulier des fonctions vitales : le système circulatoire cesserait d'agir s'il n'avait pour stimulant le système nerveux, et celui-ci, à son tour, recevant du premier les éléments nécessaires à sa nutrition, ne saurait exister sans lui.

Considérant la diathèse comme un mode vicieux vital de l'organisation, mode vicieux dans lequel solides et liquides doivent être compris, je crois qu'en raison du rôle fondamental que joue le système nerveux chez tout être organisé et spécialement chez l'homme, cette manière anormale d'être et d'agir de la vie végétative se rapporte fondamentalement à une modification intime et mystérieuse de ce système nerveux lui-même. Quelle que soit la cause première du développement de ce mode vicieux, que ce soit un miasme, un ferment, un virus ou un principe chimique particulier accidentellement introduit dans le sang, peu importe; une fois l'impression produite sur les centres nerveux, le miasme, le ferment, le virus, etc., s'effacent complètement, et c'est le système nerveux qui seul préside aux scènes ultérieures du drame diathésique. Agir sur les nerfs en modifiant la composition du sang, tel est, tel doit donc être le double but auquel doivent viser, dans le traitement des états morbides constitutionnels, l'hygiène et la thérapeutique.

L'auteur du cinquième livre des épidémies, dont l'ouvrage est rangé parmi ceux qu'on attribue à Hippocrate, parle d'un Athénien qui, s'étant en peu de jours débarrassé de la gale par l'action des bains sulfureux chauds de l'île de Mélos, mourut peu de temps après d'une hydropisie générale. C'est qu'ignorant la nature de la maladie psorique (Ψώρα, gale), que je n'hésite pas à ranger parmi les diathèses, les anciens médecins, comme du reste l'immense majorité des médecins modernes, regardaient l'exanthème comme l'expression unique de la maladie, et ne se doutaient pas qu'au contraire elle était principalement intérieure. Pour agir d'une manière rationnelle, le médecin ne doit jamais avoir recours seulement aux moyens externes pour combattre une éruption cutanée, de quelque espèce qu'elle soit. Jamais, en effet, la peau ne produit d'elle-même un exanthème sans y être contrainte par un état morbide de l'organisme tout entier. Toute éruption cutanée se rattache fatalement à un état anormal de l'économie vivante ; c'est cet organisme, c'est cette économie qu'il faut modifier d'abord et avant toutes choses, parce que là est la vraie source des manifestations extérieures, qui ne tarderont pas à disparaître lorsque la cause interne qui les a produites aura elle-même disparu. Le nombre en est prodigieusement grand de ces personnes qui succombent à des affections tellement dissemblables, qu'en vérité je comprends l'hésitation à leur attribuer une même origine, dont la gale, traitée par des moyens seulement externes, a produit ces déplorables résultats. Comment expliquer ces modifications nombreuses, ces symptômes à formes si dissemblables de la même affection psorique ? Exactement de la même manière qu'on explique après un empoisonnement syphilitique l'apparition successive, chez le même individu, dans un espace de temps plus ou moins considérable, des symptômes variés dont j'ai donné plus haut un aperçu historique. C'est parce que les *syphilographes* n'avaient pas reconnu comme devant être attribués à la syphilis ces nombreux accidents à formes insolites, qu'ils ont construit la prodigieuse théorie de l'incubation illimitée; c'est aussi parce que les *dermatosographes* ont méconnu la nature psorique des nombreux accidents cutanés et nerveux survenus après la suppression de l'exanthème psorique par un traitement purement externe, qu'ils ont considéré la gale comme une simple maladie de la peau.

Plus on creuse dans cette mine féconde et intarissable des diathèses, plus on trouve qu'il existe entre chacune d'elles de grands rapports de similitude, et pour continuer cette étude comparative, voyez ce qui se passe au début de la syphilis et de la gale, puisque nous en sommes à la gale et à la syphilis : le chancre primitif, lorsqu'on en obtient immédiatement la cicatrisation, et avant que le tissu sur lequel il repose se soit induré, ne donne pas lieu, c'est du moins ce que nous apprennent Hunter et Ricord, et ce que j'ai également observé plusieurs fois dans les hôpitaux de vénériens, ne donne pas lieu, dis-je, aux accidents variés, consécutifs à l'empoisonnement vérolique; mais reste-t-il plus long-temps en place, s'indure-t-il à la base, alors cet ulcère chancreux devient cause inhérente de réaction générale. L'organisme subit une modification dont je ne me rends pas compte : je ne sais pas ce qui se passe dans le sang, dans les nerfs, dans les autres parties de l'économie vivante; personne ne le sait, personne n'a eu jamais la prétention de vouloir l'expliquer; mais ce que je sais, ce que j'ose dire, c'est qu'à partir de ce moment le chancre n'est plus rien ; de locale, la maladie est devenue générale, l'organopathie a fait place à la diathèse. Il en est de même pour la gale : une personne vient de la contracter, l'intervalle des doigts devient le siége d'un eczèma pruriteux ; immédiatement on traite cet eczèma par une lotion sulfureuse, et il n'y a pas à craindre que désormais des accidents consécutifs se manifestent produits par ces seuls symptômes de contagion trop récente encore, pour avoir réagi d'une manière sensible sur l'organisme tout entier ; mais qu'on ne traite pas immédiatement cette première manifestation psorique, et *l'acarus scabiei*, autrement dit l'insecte parasite dont la présence produit l'eczèma galeux, devient, comme le chancre de tout à l'heure, une cause inhérente de réaction générale. Cet insecte porte en effet en lui un venin propre à développer des effets particuliers sur l'économie tout entière, et lorsqu'il a modifié de je ne sais encore quelle manière cette économie générale, alors la manifestation eczémateuse interdigitale n'est plus rien, la présence des vésicules acuminées qui apparaissent successivement au dos de la main, aux coudes, à la face interne des membres thoraciques et abdominaux, aux aisselles, aux jarrets, aux aines, etc., ne constituent que des symptômes visibles d'une psore interne, d'un empoisonnement général. C'est parce qu'ils partagent cette manière de voir, que les homœopathes ne traitent pas même la plus légère piqûre d'insecte sans donner à l'intérieur un médicament approprié, dont nous n'avons à discuter ici ni la valeur thérapeutique ni le mode d'administration. Hydre à mille têtes, la psore, après avoir traversé plusieurs millions d'organismes humains, puisqu'elle est la plus ancienne des maladies chroniques [1], doit avoir subi nécessairement des modifications diverses chez les différents individus, en raison des nombreuses influences physiques ou mo-

[1] Il y a trente-quatre siècles, Moïse en a dépeint plusieurs modifications, et il a classé la gale maligne (livre IIIe, chap. 21) dans le nombre des affections du corps dont un prêtre destiné aux sacrifices doit être exempt.

rales auxquelles étaient soumis ces mêmes individus, et a fini par acquérir un immense cortége de symptômes. C'est encore ce qui arrive pour la diathèse scrofuleuse, pour la syphilis, pour toutes les maladies constitutionnelles en général, et c'est cette diversité de symptômes, cette variété de manifestations qui, augmentant les difficultés du diagnostic, empêchent de reconnaître la véritable cause interne d'où dépendent ces accidents, et font croire à l'existence d'autant de maladies particulières, alors que la cause essentielle de leur apparition est invariablement de la même nature.

Traitement. — Déjà se révélait au berceau de la science l'antagonisme perpétuel qui existe entre le sang et les nerfs, entre la prédominance de la force d'assimilation et la prédominance des phénomènes nerveux ou de la force de résistance vitale. Dans cette pensée fondamentale, *sanguis moderator nervorum*, qu'on rencontre à chaque pas dans les œuvres d'Hippocrate, se trouvent les bases d'un plan thérapeutique fécond en résultats, les données suffisantes d'un enseignement nouveau dont l'application serait un des plus grands bienfaits de la science! De l'équilibre des deux forces d'assimilation et de résistance vitale, résulte l'état du corps qu'on appelle la santé; aussi toute thérapeutique se résume-t-elle dans l'emploi de médicaments dont on puisse dire comme Hippocrate : « *Vim porrò habent hæc medicamenta ut epotis his* » *corpus in loco sit.* »

Presque tous les praticiens sont d'accord sur ce point de doctrine médicale, presque tous reconnaissent la vérité de ce principe thérapeutique, tout en ne remplissant pas les indications qu'il renferme. Et cette contradiction fâcheuse entre la théorie et la pratique médicales est presque toujours le résultat inévitable des difficultés pratiques semées sous les pas du docteur : tout médecin doit savoir, en effet, que pour rétablir le corps en *son lieu*, *in loco*, suivant l'expression d'Hippocrate, lorsque, sous l'influence d'une cause morbide de longue durée, l'harmonie vitale et fonctionnelle est rompue, il faut avoir recours à des médicaments de longue portée qui agissent comme modificateurs généraux. Presque toujours ces médicaments sont prescrits, mais le malade a rarement assez de patience pour en attendre les effets d'autant plus certains qu'ils sont lents à se produire, et si au bout d'un certain temps jugé par lui suffisant pour obtenir la guérison, il s'aperçoit qu'il va seulement un peu mieux, *le médecin ne le traite pas avec assez d'énergie*, il faut qu'il ait recours à la science d'un autre. Dès–lors, le premier traitement est suspendu, la guérison est arrêtée dans sa marche, le mal reprend son empire, tout est à refaire, et de médecin en médecin, le malade finit par ne jamais guérir.

Est–ce à dire pour cela qu'il faut accuser d'impuissance les ressources que la thérapeutique met à notre disposition, et que le médecin ne peut rien contre les maladies constitutionnelles ? Assurément non, ce serait une erreur grossière de le croire, et il serait coupable de lèse-humanité le médecin qui, acceptant sans contrôle une pareille idée, n'aurait recours qu'à des palliatifs là où au contraire il est surtout utile d'employer toutes les ressources de l'art.

C'est, dans l'immense majorité des cas, l'impatience et l'inquiétude du malade qui gâtent tout. Peu d'hommes, en effet, atteints de maladies diathésiques, donnent aux remèdes le temps de neutraliser la cause qui les a produites, et meurent pour cela et par cela même de leurs maladies. C'est ce qui a fait dire à Molière, dans cette chose si triste et si joyeuse à la fois qui s'appelle *le Malade imaginaire,* donnant à ces faits une fausse interprétation : « La nature, d'elle-même, quand nous la laissons faire, se tire doucement du désordre où elle est tombée. C'est notre impatience, c'est notre inquiétude qui gâte tout, et presque tous les hommes meurent de leurs remèdes et non pas de leur maladie. »

C'est sans doute aussi parce qu'il avait interprété des faits semblables en faveur de l'antipathie naturelle qu'il avait pour l'art de guérir, que Montaigne, dans le second livre des *Essais,* écrivait : « Ce n'est pas aux médecins que j'en veux, c'est à leur art, et ne leur donne pas grand blâme de faire leur profit de notre sottise, car la plupart du monde fait ainsi. Plusieurs vacations et moindres et plus dignes que la leur n'ont fondement et appui qu'en abus publics. »

Laissons les préjugés de Montaigne et de Molière, on en a fait justice. A combien d'erreurs est exposé, de la part du malade, le praticien même le plus expérimenté, à moins qu'il ne soit soupçonneux, incrédule, pessimiste, et qu'en fait d'étiologie il ne se réfugie que dans les notions fournies par l'investigation matérielle des faits ! Et d'abord, s'il faut en croire ceux qui viennent nous demander des conseils, aucun d'eux n'est malade par le fait d'un vice constitutionnel ou d'une faute, presque tous le sont devenus par suite *d'un froid ou d'un chaud.* « Les scrofuleux, dit Forget, le sont devenus par suite d'une maladie de leur enfance, maladie qui a été mal traitée, cela va sans dire. Les rachitiques se sont toujours déformés après un coup reçu, une chute, une immersion dans l'eau, etc. Tous les épileptiques le sont devenus consécutivement à une frayeur, à de mauvais traitements, à une ancienne maladie. Le cancer est toujours la suite d'une contusion, comme la phthisie celle d'un rhume négligé. Les femmes sont toujours devenues malades par le fait d'une suppression de menstrues, etc. » C'est ainsi que la plupart des malades résolvent les problèmes étiologiques suivant leurs idées préconçues et aussi pour cacher des fautes dont ils rougiraient de faire l'aveu. D'autrefois, le médecin se trouve aux prises avec l'hypocrisie et le mensonge, s'exerçant avec une impudence inouïe, et il lui faut une grande expérience et une sagacité exercée pour ne pas se laisser influencer dans son diagnostic. Ces difficultés créées par le malade sont une des causes qui contribuent le plus à induire en erreur sur la nature des maladies et, par suite, sur le choix du traitement qui leur est propre.

Quoi qu'il en soit de ces difficultés pratiques, ce n'est pas en supprimant des mouvements trop rapides, trop faibles ou trop inégaux, qu'on vient à bout d'affermir l'état du corps lentement désorganisé par un quelconque des états morbides constitutionnels, c'est en rectifiant ces mouvements. Et Bordeu était bien pénétré de cette maxime, lorsqu'il disait que l'objet final de la thérapeutique était de régulariser et de diriger convenablement les efforts salutaires des fonctions vitales.

Pour diriger ces efforts, pour arriver à faire ce que ferait la nature si elle procédait avec ordre, il est de la première nécessité de remonter à la nature des causes de la maladie : « La nature des causes, dit Alibert, est un des premiers objets de la thérapeutique médicinale, et le praticien qui la néglige est comme un homme privé de la vue ; il ne procède que par des tâtonnements incertains : « *Ut philosophi qui rerum omnium contemplationi dant operam, quàm acerrimè in causarum investigatione notitiâ que versantur, quod nullius rei queat haberi cognitio cujus ignorata sit origo; ità et medicis qui, omnia in corporis commoditatem usumque referunt, imprimis necessaria est causarum quæ morbos effecerunt observatio, sine quâ neque morbos præcavere neque curare licet.* »

Il ne suffit pas, pour arriver à un résultat thérapeutique sûr, d'approprier le remède à la nature du mal, il faut encore que ce remède ne soit pas pris à contre-temps, sans quoi il deviendrait un obstacle aux déterminations et aux tendances de la nature. Hippocrate, Galien, Bordeu, etc., ont senti la nécessité d'avoir égard aux périodes de la maladie, et Alibert compare le médecin qui ne tient pas compte de ces préceptes au pilote insensé, dont les manœuvres irréfléchies précipitent souvent, dans les cas difficiles, le moment du naufrage.

C'est surtout dans les maladies constitutionnelles qu'il est important de se conformer à ce précepte, et si, dans l'affection syphilitique, par exemple, le mercure est toujours et de la même manière employé pour combattre les accidents nombreux et variés qui la caractérisent, non-seulement on ne guérira pas dans un bon nombre de cas, mais encore on aggravera l'état du malade. Le proto-iodure de mercure fait disparaître les accidents primitifs de la vérole (chancres, bubons, etc.); les secondaires (affections cutanées diverses, angines, ophthalmies, etc.), sont enrayés par le bichlorure du même métal; enfin, l'iodure de potassium a la propriété remarquable de faire cesser les accidents tertiaires, et on n'obtiendrait que des résultats négatifs si, ne tenant aucun compte de ces divisions essentielles, on s'obstinait quand même à donner la même préparation mercurielle. C'est probablement parce que M. Giraudeau de St-Gervais a observé des malades chez lesquels le mercure avait été ainsi administré à contre-temps; c'est peut-être aussi parce que lui-même, n'ayant pas toujours eu égard aux périodes de la syphilis, a obtenu quelquefois des effets fâcheux de l'administration du mercure, qu'il écrit dans les considérations générales de son *Traité des maladies syphilitiques :* « L'emploi du mercure dans les maladies vénériennes a eu, dans tous les temps, les plus graves inconvénients; et, malgré les progrès de la médecine qui ont permis d'en modifier les propriétés et l'usage d'une infinité de manières, on n'est jamais certain de l'administrer sans accident. »

Toutes choses égales d'ailleurs, qu'on tienne compte de ses causes, de ses périodes, qu'on oppose à chacune d'elles une médication appropriée, la maladie sera d'autant plus facilement curable, qu'elle exercera depuis moins de temps ses désordres dans l'organisme. Il n'en est pas seulement ainsi pour les maladies de longue durée, mais aussi pour les maladies aiguës, et pour citer un exemple, le choléra, maladie sur la nature de laquelle nous sommes loin d'être fixés, malgré les nombreux et savants travaux qui viennent d'être publiés tout récemment encore, tant en France qu'en Angleterre; maladie sur la nature de laquelle nous ne préjugeons rien, mais qui détermine une perturbation profonde dans les phénomènes de l'innervation, de la circulation et de l'hématose; le choléra, dis-je, n'est curable sous l'influence d'aucune médication, lorsqu'il est arrivé à la période algide, ou plutôt le chiffre de la mortalité est sensiblement partout le même, sous l'influence des traitements les plus opposés, comme là même où aucun traitement n'est employé. Est-ce à dire pour cela qu'on ne peut rien contre le choléra, que la thérapeutique est également impuissante à toutes ses périodes ? Que le choléra *algide* soit incurable dans l'immense majorité des cas, c'est ce que ses invasions successives et répétées ont mis partout en lumière dans le monde entier; mais ce choléra *incurable* est précédé, durant un temps plus ou moins long, d'un trouble des voies digestives, qui se traduit par la diarrhée, et contre cette diarrhée prodromique et *prémonitoire*, suivant l'expression des Anglais, la puissance de l'art est immense. Il y a quelques mois à peine, en pleine épidémie, à New-Castle, d'après le *Board of health* d'Angleterre, la garnison de cette ville, composée de six cents hommes, a présenté plus de quatre cents cas de diarrhée qui a été énergiquement traitée; un seul de ces diarrhéiques a été pris de choléra mortel. Telle a été, en Angleterre, l'influence du traitement des *préludes cholériques* dans la dernière épidémie, que sur cent trente mille diarrhées, traitées à temps et avec énergie, quelques centaines à peine ont tourné au choléra *algide ;* au contraire, tous ceux dont ce trouble *prémonitoire* des voies digestives n'a pas été traité, ont été pris de choléra *algide.*

A l'hôpital de la Charité, au commencement de l'épidémie actuelle, où le nombre des cas intérieurs de choléra a été très considérable, la plupart des malades avaient la diarrhée. Dès que l'attention des médecins a été attirée sur l'existence de cette diarrhée, que cachaient les malades par crainte d'être mis à la diète, et qu'elle a été énergiquement traitée, le chiffre des cas intérieurs de choléra a progressivement baissé.

Cette intervention du choléra à propos des diathèses a quelque chose d'un peu forcé peut-être, mais elle a sa raison d'être dans l'application pratique des moyens propres à combattre les préludes de toutes les maladies redoutables. Ce ne sont pas seulement les maladies chroniques qui ont leurs préludes, ce ne sont pas seulement les diathèses qui révèlent leur existence par des symptômes prémonitoires, toutes les maladies ont les leurs, et l'exemple du choléra vient encore ajouter à notre conviction que l'art est surtout puissant contre ces premières manifestations morbides. Est-il besoin de dire que lorsque la vie organique commence à peine à être anormalement modifiée, il est plus facile de rétablir la force et l'harmonie vitales, qu'à une époque plus avancée, alors que les synergies sont impuissantes, que l'organisme est plus ou moins complètement détérioré? Voilà pourquoi j'ajoute une si grande importance au traitement des préludes des diathèses. Du reste, comme on peut, à chaque état morbide constitutionnel, reconnaître trois périodes assez distinctes : 1° celle des préludes ; 2° celle de l'état morbide confirmé, et 3° celle de la cachexie ou dernier degré de la diathèse, je diviserai le traitement en trois chefs principaux, dont chacun correspondra à la période de la diathèse en action.

Une foule de considérations plus ou moins hypothétiques, relatives à la susceptibilité d'un organe à être atteint de telle ou telle affection, à la constitution médicale régnante, à l'endémicité même, ont fait naître des diathèses nombreuses aux formes les plus variées et les plus insolites, comme les diathèses laiteuse, gastrique, pulmonaire, typhoïde, etc., qu'il suffit d'indiquer pour comprendre qu'elles ne valent même pas une réfutation. Ces états pathologiques divers peuvent, lorsqu'ils durent depuis long-temps, influencer *diathésiquement* l'organisme, mais ne sont pas des diathèses; ils peuvent tout au moins en être le point de départ, en constituer la prédisposition. Ce n'est point, du reste, ici le lieu de faire une classification, d'autant mieux que je crois tout travail de ce genre à peu près impossible pour ce qui a trait au genre de maladies que nous étudions. Parfaitement d'accord en cela avec le professeur Grisolle, nous croyons comme lui qu'une classification des états diathésiques aurait le double inconvénient de séparer des espèces analogues et d'opérer des rapprochements plus ou moins forcés.

Il tomberait infailliblement dans ce double écueil celui qui entreprendrait une pareille tâche, car il ne pourrait la remplir qu'en se basant sur les symptômes visibles, sur les manifestations que nos sens peuvent apprécier; et quand on sait bien positivement que ces symptômes, que ces manifestations, suivant la susceptibilité de tel ou tel organe, de tel ou tel tissu, suivant l'impressionnabilité vitale, peuvent, quoique produites par la même cause générale, revêtir des caractères différents, on doit être assez prudent pour ne pas tenter un travail dont les bases seraient si fragiles. Quant à la nature intime de la cause qui influence insidieusement l'organisme, qui consume par degrés les forces dont l'exercice régulier constitue le phénomène *vie*, je ne la connais pas, on ne la connaît pas, et par conséquent, c'est encore une base incertaine sur laquelle on ne peut s'appuyer pour faire une classification.

Quelle que soit la cause première des états morbides généraux que nous étudions, je ne crains pas de dire qu'elle a le fatal privilége, dans tous les cas et toujours, d'amener à la longue la même impressionnabilité nerveuse, la même altération du fluide nutritif, les mêmes désordres fonctionnels, et que le raisonnement nous conduit à appliquer à un grand nombre d'entre eux, à une certaine période de leur développement, la même médication. Qu'on prenne les diathèses qu'on voudra, même celles qui paraissent au premier abord les plus diamétralement opposées, et toujours on trouvera chez les individus qui en sont atteints, que les secondes voies digestives fonctionnent anormalement, que le système nerveux, spécialement chargé par la nature de ses attributions de produire les phénomènes de la force de résistance vitale, règle mal ces phénomènes, qu'il anime et coordonne mal les fonctions des viscères chargés de composer le sang.

Soit par exemple la diathèse goutteuse, que jamais personne n'a eu l'idée de comparer, que je sache du moins, à la diathèse cancéreuse. Ce rapprochement entre deux états morbides qui paraissent au premier abord ne se ressembler en aucune manière, nous permet de constater qu'ils ont entre eux, à une époque avancée de leur développement, de grands rapports de similitude : la diathèse goutteuse, sur l'origine et la nature de laquelle tant de travaux ont été publiés, contre laquelle tant de médications diverses ont été successivement préconisées, passe très souvent à l'état cachectique, dont la physionomie spéciale consiste dans des lésions graves des petites articulations, et toujours, comme symptômes généraux, après un travail d'assimilation de plus en plus laborieux, arrivent, comme dans la diathèse cancéreuse, un appauvrissement du sang, la décoloration de la peau, un affaissement général; la mort est le plus souvent le terme fatal de ces accidents ultimes.

Chaque diathèse, en un mot, arrivée à un certain degré de son développement, frappe les foyers principaux du système nerveux, et vient, sinon éteindre, du moins modifier la vie organique dans ses centres animateurs. L'altération du sang n'est qu'une conséquence forcée de l'impuissance des synergies. Toutes les diathèses ont cela de commun qu'elles portent inévitablement leur action sur les nerfs et sur le sang, et je ne serais pas éloigné d'admettre qu'il n'existe, à proprement parler, qu'un seul état *diathésique général*, dont les manifestations, variant à l'infini, suivant l'âge, le sexe, le tempérament, l'hérédité, la prédisposition, la susceptibilité organique, etc., etc., ont fait croire à une infinité de diathèses.

Cette manière de voir simplifie énormément la question du traitement; elle éloigne d'une manière générale les préoccupations du thérapeutiste et enlève à l'empirisme ses raisons d'être ou du moins tend énormément à affaiblir ses tendances, en résumant à deux toutes les indications du traitement. Ces indications seront remplies lorsque : 1° par une excitation générale, on cherchera à rétablir dans les centres nerveux de l'organisme les forces nécessaires à l'exercice régulier des fonctions vitales, et 2° à agir sur le sang de manière à en arrêter la décomposition et à lui rendre les éléments plastiques dont il a déjà été dépourvu.

Quinquina de l'antiquité, la camomille, qui nous reste aujourd'hui avec des propriétés excitantes spéciales, possède la double propriété d'inciter le système nerveux dont les fonctions sont affaiblies, et d'imprimer directement aux forces de l'estomac le degré d'énergie suffisant pour l'accomplissement de ses fonctions. C'est par cette double action que la camomille rend de si grands services chez les enfants, dont les maladies sont presque toutes le résultat d'un vice de nutrition et d'un stimulus nerveux anormal. Hoffman regarde la poudre de cette fleur comme un remède très efficace, et Cullen fait remarquer que, donnée en grande quantité, elle a l'inconvénient de passer par les selles; aussi recommande-t-il de la donner à très petites doses pour en obtenir des résultats certains.

Cette première indication remplie, il reste à agir directement sur la composition du sang, de manière à lui restituer les éléments plastiques dont il a été dépourvu, afin de réintégrer la constitution organique par une nutrition normale; c'est au moyen des reconstituants, des toniques analeptiques, des préparations ferrugineuses que nous arriverons à ce résultat heureux. Ici une question se présente relative à l'action de ces agents thérapeutiques, sur laquelle on est généralement peu d'accord : Le fer existe-t-il dans l'économie à l'état de partie constituante des globules, ou bien seulement met-il, comme tonique, l'organisme dans dès conditions telles qu'il puisse s'assimiler la matière propre à la reconstitution de ces mêmes globules ? La guérison de la chlorose, maladie type de la diminution des globules, obtenue souvent sans le secours des préparations martiales, augmente les difficultés du problème, tout en faisant pencher la balance vers la seconde hypothèse que nous venons d'établir.

Ce qu'il y a de certain, c'est qu'il y a du fer dans le sang. Haller, Fourcroy, et Forcke, dans son *De*

Martis transitu in sanguinem, ont démontré ce fait de manière à ne pouvoir élever aucun doute contre son exactitude. M. Dumas, au moyen d'analyses précises et rigoureuses, a reconnu que sur cent grammes de sang, il y avait seize centigrammes de fer, et M. Réveil a démontré que tout ce fer se trouvait dans les globules. Le même chimiste est arrivé à cette conclusion que le chiffre des globules pouvait descendre, dans certaines affections, jusqu'à trente-cinq par mille; que sous l'influence des préparations ferrugineuses, ce chiffre montait, dans un espace de temps généralement assez court, jusqu'à cent vingt-cinq et cent vingt-sept sur mille, la quantité de fer restant cependant toujours la même. Ce fait tendrait à prouver, ainsi que le pense le professeur Trousseau, que « il faut attribuer au fer et à ses diverses préparations une action purement tonique, en vertu de laquelle les fonctions digestives et nerveuses sont influencées de manière à rendre plus parfaites l'innervation et la nutrition, et qu'ainsi se trouve plus rapidement facilitée la reconstitution organique. »

Les diverses préparations de manganèse, conseillées

depuis quelque temps par un bon nombre de praticiens, et notamment par MM. Hannon et Petréquin, dans les affections chroniques qui ont profondément débilité l'organisme, ayant eu pour résultat de reconstituer le sang avec plus d'énergie peut-être encore que les préparations martiales, viennent encore confirmer cette manière de voir. Ce ne serait donc pas un simple phénomène chimique que déterminerait l'administration du fer, mais une action beaucoup plus générale, dans les détails intimes de laquelle la science ne peut pénétrer, et dont nous devons nous borner à constater les résultats avantageux. Que nous importe, du reste, cette question de principe? Nous ne savons pas comment agit le mercure dans les affections syphilitiques, mais nous savons qu'il les guérit, et le praticien les emploie tous les jours sans se préoccuper des réactions qui vont avoir lieu, des combinaisons chimiques qui vont se produire, par cela seul que l'expérience lui a démontré son efficacité contre de pareilles affections. Je ne sache pas qu'on ait jamais cherché à expliquer de quelle manière l'iode guérit la scrofule, mais je sais que du moins il la modifie avantageusement, s'il ne la guérit pas toujours, et je l'emploie, et tous les médecins l'emploient généralement dans les affections scrofuleuses. Il en est de même du fer et de ses nombreuses préparations. Ce qu'il nous importe surtout de savoir, dans notre intérêt comme dans celui du malade, c'est l'influence que leur administration exerce sur le sang et sur l'économie tout entière.

Soient des manifestations phlegmasiques très variées quant au siége et à la gravité d'un état général fréquent chez les enfants de la diathèse scrofuleuse. Un enfant s'enrhume plusieurs fois tous les hivers, parfois ce rhume s'élève plusieurs fois au degré d'une bronchite intense avec fièvre, ou même il passe au degré de la pneumonie. Ne voyant là le plus souvent qu'une affection locale, qu'une inflammation rebelle des conduits de l'air, le médecin prescrit des sangsues, ordonne des vésicatoires, des purgatifs, des vomitifs, etc., etc. Cependant le mal passe et revient, la constitution s'affaiblit, la diathèse se fixe, et trop tard on s'aperçoit qu'au lieu de traitements locaux dont l'impuissance est manifeste, il eût fallu recourir à une médication générale pour faire disparaître ces bronchites réitérées dont la nature morbide s'est servie pour semer des tubercules. Un autre enfant a le ventre dur et douloureux, il est constipé ou diarrhéique ; on le met au régime émollient, ce qui est détestable ; on le purge, ce qui est mieux, mais on ne sort pas de la médication palliative. Donnez-lui de l'iode, ou mieux encore des préparations d'iode et de fer, et le ventre cessera d'être dur et douloureux, et le tube digestif rentrera dans ses conditions normales. Celui-ci est pris d'une conjonctivite, d'une kératite qui durent longtemps, disparaissent et se reproduisent ; celui-là a depuis plusieurs mois un écoulement par l'oreille ; un autre encore a des gerçures à la tête, un épaississement de la muqueuse des fosses nasales, etc. Conjonctivite, kératite, otorrhée, gourme, épaississement de la muqueuse des fosses nasales sont autant de manifestations phlegmasiques à des degrés divers du même vice, de la même diathèse, et sont justiciables du même traitement, des mêmes modificateurs généraux. Contre ces phlegmasies *prémonitoires,* contre ces *préludes* de l'état morbide constitutionnel qui tend à se fixer, qui va s'établir, le traitement le plus rationnel est évidemment celui dans lequel seront remplies les deux indications dont je viens de parler tout à l'heure.

Notez bien que ces premiers symptômes diathésiques s'observent presque toujours chez l'enfant, c'est-à-dire à l'âge où se fait avec le plus de rapidité la nutrition organique, à une époque où il est surtout important de donner au développement des organes une saine direction. Il en est de l'enfant comme du jeune arbre : si vous le laissez croître dans un champ qui ne lui convient pas, il grandit peu, reste chétif et misérable et donne à peine quelques branches à demi-desséchées ; si vous le transportez dans un terrain qui lui soit favorable, où ses racines puisent en abondance les éléments nécessaires à son développement, ses rameaux s'étendront au loin verts et majestueux. Le champ d'hygiène et de thérapeutique qui facilite, en lui donnant une direction normale, la croissance de l'enfant aux phlegmasies diathésiques variées dont je viens de faire une énumération incomplète, est difficile à limiter, quoiqu'il soit parfaitement connu.

Sous quelle forme, en effet, donner à un enfant sans raison les médicaments qu'on a jugé devoir lui être nécessaires? C'est une question dont on s'est généralement trop peu préoccupé, et qui mérite cependant, à de nombreux égards, de fixer l'attention du praticien. Une première fois on parvient, quoique très souvent avec de grandes difficultés, à faire prendre à un enfant une cuillerée de sirop vermifuge ou autre, et dans le cours d'une maladie aiguë, on peut, je veux bien l'admettre, lui donner, soit en potion, soit en lavement, soit encore par la méthode endermique, les substances médicamenteuses dont il a besoin. Mais lorsqu'il s'agit, comme dans les cas où se révèle, par des manifestations *prémonitoires*, l'établissement d'une diathèse, de donner pendant des mois et des années entières, à de petits êtres volontaires et sans raison, des médicaments quelquefois très mauvais, cela n'est pas facile; et dans ces cas, où l'iodure de fer doit être prescrit toujours et avec persévérance, je me suis sérieusement occupé du mode d'administration qu'il conviendrait le mieux d'employer. Nous avons les pilules de Blancard, qui présentent certainement toutes les conditions nécessaires à la conservation de l'iodure de fer, mais qu'on ne peut prescrire à des enfants à cause de la difficulté, j'ose dire insurmontable, qu'il y aurait à les leur faire prendre. Il y a même de grandes personnes qui ne peuvent avaler une pilule, quoiqu'elles y mettent la meilleure volonté du monde, et je me rappelle avoir employé inutilement tous les moyens ordinairement mis en usage pour faire prendre à une jeune fille de vingt ans trois pilules de sulfate de quinine. En présence de pareils faits, on comprend aisément qu'il faut renoncer à la forme pilulaire dans le traitement des maladies des enfants. Le chocolat de Pierquin, le sirop de Ricord, la solution officinale de Dupasquier présentent aussi de graves inconvénients, tant sous le rapport de l'altération que l'iodure de fer doit subir dans de pareilles combinaisons, que sous celui de la forme de ces combinaisons elles-mêmes.

Il fallait donc trouver une préparation d'iodure de fér facile à administrer, qui présentât le double avantage d'être agréable au goût et à l'odorat, et de conserver sans altération la substance médicamenteuse qui en fait la base. Je suis, je crois, arrivé à ce résultat, en incorporant cette substance à une quantité déterminée de miel de Narbonne, aromatisé avec de l'essence de menthe. Sous cette forme d'électuaire, l'iodure de fer ne présente plus aucune difficulté d'administration; on peut le prescrire dans une tisane quelconque, ou étendu sur un morceau de pain comme de la confiture, et les enfants ainsi trompés se médicamentent avec grand plaisir en mangeant des tartines.

L'essence de menthe qui s'y trouve comme arome remplit aussi une indication thérapeutique importante, par la stimulation qu'elle exerce sur le système nerveux, par l'excitation générale qu'elle détermine sur les centres animateurs. Pour augmenter cette action stimulante, je prescris ordinairement mon électuaire dans une infusion de camomille, et ainsi se trouvent parfaitement remplies les deux indications de *stimulation* et de *tonicité*.

Plusieurs fois j'ai employé cette méthode de traitement chez des enfants qui présentaient les premiers symptômes, soit de la diathèse scrofuleuse, soit du rachitisme, soit de la phthisie pulmonaire, et les résultats satisfaisants que j'en ai obtenus dans presque tous les cas m'autorisent à dire que la pratique est ici parfaitement d'accord avec la théorie.

Chez toutes les personnes qui présentent à un degré plus ou moins avancé des symptômes diathésiques quelconques, et même en dehors de toute diathèse, par exemple dans les convalescences longues et difficiles des maladies aiguës graves, dans tous les cas enfin où languissent la force d'assimilation et la force de résistance vitale, il est rationnellement indiqué de rétablir ces deux forces par l'emploi des toniques et des excitants.

Ce n'est pas à dire pour cela qu'à une époque plus avancée de la maladie, lorsque la diathèse est établie, confirmée, définitivement assise avec ses caractères propres, il soit inutile d'avoir recours à cette double médication excitante et tonique ; il faut dire seulement que cela ne suffit pas dans un certain nombre de cas, et, par exemple, dans la diathèse syphilitique. Aussi bien voilà le moment d'avoir recours aux spécifiques, à ces remèdes qui produisent des effets thérapeutiques immédiats sans déterminer d'effets physiologiques antérieurs, à ces remèdes qui, attaquant le mal dans sa spécificité, le détruisent d'emblée. Malheureusement ces agents thérapeutiques sont aussi peu nombreux qu'ils sont efficaces, et il serait à désirer que le travail constant des médecins fût de chercher à en augmenter le nombre.

Lorsque l'épuisement des manifestations de la diathèse s'opère sur un organe important à la vie, il faut agir par des *dérivatifs* sur un organe moins important, de manière à y transporter le mouvement fluxionnaire; c'est du moins la conduite qu'on doit tenir à l'égard des diathèses inflammatoire, dartreuse, catarrhale, nervosique et rhumatismale. C'est ainsi qu'en présence d'une ophthalmie chronique, entretenue par une diathèse inflammatoire, il est essentiel d'avoir recours aux purgatifs pour déterminer sur le tube intestinal une dérivation de la maladie oculaire. Négliger ce précepte important serait exposer le malade à perdre la vue.

Enfin, lorsque la diathèse est parvenue à ses dernières périodes, lorsqu'elle est devenue *cachexie,* il reste à s'occuper, non plus seulement des *excitants,* des *toniques*, des *spécifiques* et des *dérivatifs,* mais aussi des *astringents* et des *caustiques*. Il faut traiter localement les manifestations elles-mêmes pour empêcher les réactions trop violentes qu'elles pourraient déterminer sur les organes où elles s'effectuent, pour empêcher en même temps qu'elles n'envahissent une trop grande surface. Cette dernière indication résulte de ce que la matière ichoreuse ou purulente, sécrétée par la surface ulcérée, par le tissu désorganisé, constitue un poison violent que les bouches veineuses absorbent et portent dans le torrent circulatoire. En diminuant l'étendue de la surface sécrétante, on diminue le poison; l'absorption en est naturellement moins rapide, et on éloigne ainsi, faute de la prévenir, la terminaison fatale de la maladie.

Quant aux précautions hygiéniques qu'il serait utile de prendre dans le traitement de toute maladie chronique, il faut bien le dire quoiqu'à regret, tous les hommes sont des enfants. Tout le monde se figure généralement qu'une diète lactée favorise le traitement tonique; que le défaut d'exercice, que la séquestration dans un appartement bien clos viennent puissamment en aide à la médication excitante. J'ai vu plusieurs scrofuleux, quelques rachitiques et bon nombre d'individus atteints de phthisie pulmonaire ou autre, qui se privaient de la seule nourriture qui eût pu leur être favorable, de tous les exercices dont ils auraient pu retirer quelques bons résultats. C'est là un préjugé nuisible, une erreur fatale qu'il est important de dissiper; il ne faut jamais se laisser abattre par le mal, il faut lutter de toutes ses forces et autant que cela est possible. Je me rappelle à ce sujet avoir lu dans un mémoire de M. Jolly, sur le traitement de la période de dépression dans le choléra, qu'un ex-ministre de Charles X, M. de Montbel, obligé de s'expatrier en 1830, arriva à Vienne en même temps que ce fléau terrible. A peine avait-il mis le pied sur cette terre d'exil, qu'il reçut fatalement les premiers coups de cette maladie redoutable. Il en ressentait déjà le refroidissement caractéristique, et voulant lui résister avec toute l'énergie dont est capable un homme de cœur, M. de Montbel, au lieu de rester au lit, où il aurait infailliblement succombé, s'habilla en toute hâte, parcourut d'un pas précipité toutes les rues de la ville, et ne rentra dans son hôtel qu'après avoir recouvré cette chaleur naturelle qui l'avait abandonné, et après avoir obtenu une transpiration abondante et salutaire, qui le fit triompher de son ennemi.

A Dieu ne plaise que j'aie l'intention de comparer le choléra à une diathèse; je ne sais pas quelle est sa nature, mais je sais que, comme toute diathèse, il porte une perturbation profonde dans les phénomènes nerveux et circulatoires, et, à ce double point de vue, j'ai cru pouvoir citer cet exemple du ministre français à propos des précautions hygiéniques à suivre dans le traitement des maladies constitutionnelles. Il est inutile d'ajouter qu'une alimentation succulente et essentiellement réparatrice est de rigueur en pareille circonstance; qu'il faut porter des vêtements de laine suffisants pour éviter, au milieu des exercices physiques auxquels on doit se livrer, l'humidité, le froid et les variations brusques de la température.

PHTHISIE PULMONAIRE.

(DE SES CAUSES, DE SA NATURE ET DE SON TRAITEMENT.)

En hygiène comme en thérapeutique, le point de départ est dans l'étiologie. L'étude des causes est pour ainsi dire la route qui conduit à la prophylaxie.

(MARCHAL, de Calvi.)

La phthisie pulmonaire, se développant toujours d'une manière lente et graduée, rien n'est plus difficile que d'apprécier rigoureusement la nature des causes sous l'influence desquelles elle se développe, et si les médications nombreuses et variées employées jusqu'alors pour la combattre n'ont donné que des résultats fort douteux, c'est à l'obscurité de son étiologie qu'il faut attribuer leur impuissance. En raison de sa gravité, puisqu'à elle seule elle détermine une mortalité plus grande que les plus grandes épidémies réunies, tous les efforts du médecin devraient avoir pour but d'élucider ce point important de son étude.

Il est avéré aujourd'hui, par de nombreux et irrévocables témoignages, que la phthisie pulmonaire est une maladie commune à presque tous les pays du globe, avec cette différence toutefois qu'elle n'est pas dans tous également fréquente. Rare, en effet, au-delà du soixantième degré de latitude nord, parce que l'air, quoique froid, y est sec et sans alternatives de température, elle devient de plus en plus fréquente à mesure qu'on s'avance de nos climats tempérés, entre le soixantième et le cinquantième, à cause des variations atmosphériques qui y sont plus fréquentes, et parce que l'air y est plus humide. Fréquente encore entre le cinquantième et le quarantième degré, elle commence à diminuer à partir de ce dernier et elle se montre rarement sous l'équateur. Ainsi, c'est dans les climats tempérés qu'elle fait le plus de ravages, et l'on peut dire, d'après les statistiques nombreuses faites à Munich, à Vienne, à Londres, à Paris, etc., que, rare dans un pays à température habituellement très basse, rare aussi là où la température est très élevée, mais régulière et non variable, la phthisie pulmonaire devient très fréquente dans des pays humides, sujets à de grandes et irrégulières variations de température. A Constantinople, où, en hiver, de dix à quinze degrés centigrades au-dessous de zéro, la température passe assez fréquemment à une élévation assez sensible pour simuler une journée d'été, la phthisie exerce de grands ravages.

Dans le même climat, au même degré de latitude, il est certaines localités qui fournissent un plus grand nombre de phthisiques que d'autres; c'est ce que l'on remarque dans les grands centres de population, dans les grandes villes, où la mortalité est plus grande. A Vienne, par exemple, la mortalité est de cent quatorze sur mille décès; à Munich, elle est un peu moins considérable, bien que la latitude soit à peu près la même (cent sept sur mille); à Berlin, elle est encore bien moindre (soixante-onze sur mille); à Londres, elle est de deux cent trente-six; à Paris, de deux cents. Les saisons agissent comme les climats. Le froid et l'humidité jouent incontestablement un grand rôle dans le développement des tubercules. Cependant, il est toutefois bon de faire remarquer, avec M. Boudin, qu'il existe un antagonisme réel entre l'influence paludéenne et la tuberculisation ; aussi ne devons-nous pas être étonnés de ce que cette dernière s'observe moins fréquemment dans les localités marécageuses que dans celles qui sont simplement humides.

Quant à ce qui est de la prédisposition transmise héréditairement, il est des conditions particulières qui la favorisent, et, par exemple : l'âge trop peu avancé ou trop avancé des époux et surtout du père ; l'union de deux individus d'un tempérament lymphatique ; le mariage entre deux individus débiles, délicats, affaiblis par la misère, les privations, les maladies ; l'existence de tubercules dans un organe quelconque chez les parents. Non-seulement le mariage contracté par des personnes très jeunes encore favorise chez leurs enfants le développement de la diathèse tuberculeuse, mais aussi bien souvent il constitue pour les jeunes mariés eux-mêmes une prédisposition puissante à devenir phthisiques. C'est qu'à un âge encore peu avancé, à une époque de la vie où les organes ne sont pas encore arrivés à leur entier développement, il est utile, par-dessus toutes choses, de ne modifier en aucune façon la direction naturelle des forces vitales, afin que chacun des organes puisse suivre en pleine liberté les périodes successives de sa croissance, afin que l'adolescent puisse devenir adulte. C'est chez les très jeunes femmes surtout qu'on a occasion d'observer, malheureusement dans une trop grande proportion, les tristes résultats de mariages contractés à une époque trop prématurée de la vie. Qu'une jeune femme de quinze ou seize ans soit enceinte, l'utérus devient le siége d'une activité vitale d'autant plus énergique, que la grossesse marche vers une période plus avancée; la vie est doublée dans cette partie de l'économie, et c'est aux dépens des organes de la respiration que ce travail, auquel on donnerait, à tort dans cette circonstance, le nom de *travail physiologique*, s'opère dans les organes de la génération. L'abus des plaisirs de l'amour explique à lui seul, sans faire intervenir la grossesse, la production des tubercules tant pulmonaires que cérébraux; et je me rappelle à ce sujet avoir fait l'autopsie d'une jeune femme de dix-sept ans, dans le cerveau de laquelle j'ai rencontré des tubercules dont l'origine ne pouvait être attribuée à d'autre cause. J'ai actuellement dans ma clientèle deux jeunes femmes qui se sont mariées, une à quinze ans, l'autre à seize; toutes deux jouissaient d'une santé parfaite avant leur mariage, et leur famille n'avait jamais eu aucun de ses membres atteint de maladie constitutionnelle transmissible par voie d'hérédité. Un premier accouchement avait beaucoup fatigué, il y a deux ans, la première de mes clientes, et ce ne fut qu'avec des soins minutieux et long-temps prolongés qu'elle reprit des forces et de l'embonpoint; mais une seconde grossesse, dont elle est débarrassée depuis quelques mois à peine, a épuisé ses forces en abattant son courage; et la vie organique, ainsi directement frappée dans ses centres animateurs, s'affaiblit tous les jours davantage. Je lui fais subir le traitement que j'indiquerai plus tard comme le plus capable de modifier la diathèse tuberculeuse, et d'arrêter dans sa marche la désorganisation du tissu pulmonaire. La seconde, au contraire, n'a pas eu d'enfants, et je ne puis reconnaître, au commencement de phthisie dont j'ai pu constater l'existence, d'autre cause capable de produire cette affection qu'un abus immodéré des plaisirs de l'amour.

En général, et tenant compte des circonstances héréditaires qui favorisent la prédisposition morbide tuberculeuse, la phthisie est plus fréquente dans les villes que dans les campagnes, parce que dans ces dernières on n'observe pas, comme dans les grands centres de population, des conditions hygiéniques insalubres, telles que l'encombrement, l'humidité, la misère, les excès, une alimentation malsaine et insuffisante, une eau mal aérée, un air corrompu, des professions sédentaires, etc., etc., toutes choses qui détériorent lentement la constitution et diminuent la puissance vitale.

Laënnec considère les passions tristes, les peines morales profondes et prolongées, comme une des causes les plus puissantes de la manifestation tuberculeuse, et, à l'appui de cette opinion, il cite une communauté religieuse de femmes, dans laquelle la discipline était si rigoureuse et les épreuves si terribles, que, quelques mois après leur entrée dans cet établissement, les pauvres recluses devenaient presque toutes phthisiques.

Ce n'est pas en agissant directement sur l'organe respiratoire que ces diverses conditions défavorables produisent sa désorganisation; ce n'est pas sous l'influence immédiate de ces causes variées que se développent les produits *phymiques* [1]; bien au contraire, c'est en agissant d'une manière lente et graduée sur l'organisme, de manière à épuiser insensiblement ses forces, qu'un climat insalubre, une mauvaise hygiène, la prédisposition héréditaire et les tensions fortes de l'esprit peuvent, comme dernier effet, favoriser la tuberculisation. Qu'arrive-t-il, en effet, dans de pareilles conditions ? L'hématose devient incomplète, la nutrition se fait mal, les tissus se décolorent, le sang est altéré dans sa composition, et de cette altération naît le lymphatisme, qui ne tarde pas à se manifester bientôt sous la forme strumeuse. Dès-lors, l'état pathologique est général, la diathèse est acquise, et, sous son influence, la *pneumo-phymie* ne tarde pas à paraître.

[1] Nomenclature du professeur Piorry.

C'est qu'en effet, l'observation attentive et soutenue prouve que le lymphatisme est la source ordinaire dans laquelle l'organisme vient puiser les éléments de la désorganisation *phymique*. Voyez plutôt le résultat des faits consignés dans le dictionnaire de Fabre : sur neuf mille cinq cent quarante-neuf cas de phthisie, la statistique a fourni cinq mille cinq cent quatre-vingt-neuf femmes et trois mille neuf cent soixante hommes seulement, et encore ces derniers avaient-ils presque tous les attributs du tempérament lymphatique. Si nous ouvrons les nombreuses statistiques réunies par le docteur Clark, nous y trouvons comme résultat général : dix-sept mille trois cent vingt femmes, contre quinze mille deux cent soixante-onze hommes. « Les individus lymphatiques, dit Becquerel, sont, en raison même de leur tempérament, prédisposés aux affections scrofuleuses et tuberculeuses, qui ont été considérées comme une conséquence de leur organisation. »

Un jeune enfant a la peau fine et blanche, les orifices muqueux peu colorés, les chairs molles, une force vitale peu active. Si, par un traitement spécial, par l'usage prolongé des préparations d'iode, vous ne modifiez sa constitution en augmentant son activité organique, vous verrez qu'à l'âge de sept à huit ans, époque à laquelle la seconde dentition entretient un état inflammatoire prolongé autour des mâchoires et du cou, des adenites sous-maxillaires et cervicales ne tarderont pas à paraître, qui présenteront les caractères de la maladie *strumeuse.* Que si on se contente encore d'avoir recours à une médication palliative, plus tard, la maladie, devenue plus grave, changera de siége, l'enfant deviendra adulte et phthisique à la fois. Par ce mot *phthisique,* je ne veux pas dire ici qu'en devenant adulte, l'enfant contractera une maladie nouvelle, mais bien que la maladie développée autour des mâchoires, à l'époque de la dentition, sous l'influence du travail inflammatoire que ce phénomène de la dentition a dû naturellement déterminer, n'a fait que changer de siége et est venue se localiser dans le poumon, alors que cet organe est devenu lui-même le siége d'un travail physiologique exagéré, par suite de l'ampliation du thorax, du développement rapide des organes pectoraux. La dégénérescence qu'ont subie dans le premier cas les glandes sous-maxillaires est la même que celle dont les organes respiratoires sont le siége chez l'adulte ; c'est encore la même dégénérescence dont sont frappés les ganglions mésentériques, chez les enfants qu'on dit vulgairement être atteints du *carreau*. Ainsi, tous les organes peuvent être atteints de la désorganisation phymique, tous les tissus peuvent devenir le siége de tubercules, et voici, d'après M. Rodier, l'ordre de fréquence de leur développement chez deux cent deux enfants âgés de moins de quinze ans : ganglions bronchiques, cent quatre-vingt-une fois; parenchyme pulmonaire, cent soixante-deux cas; ganglions mésentériques, cent deux fois, intestins, quatre-vingt-neuf fois; plèvres, soixante-une fois; péritoine, cinquante-huit fois; pie-mère, quarante-quatre fois ; rate, quarante-deux fois ; reins, vingt-six fois; foie, vingt fois; ganglions cervicaux, douze fois; os, six fois; péricarde, cinq fois; ganglions axillaires et inguinaux, deux fois.

Comme on le voit par ce tableau, tous les organes peuvent devenir le siége de tubercules, tous les âges en offrent aussi des exemples, et l'enfant qui vient de naître comme le vieillard qui va mourir présentent quelquefois cette dégénérescence. Quoi qu'il en soit, et pour revenir à la phthisie localisée dans le poumon, nous dirons d'une manière générale que, rare avant la première dentition, elle devient ensuite plus commune de quatre à cinq ans, comme l'a observé M. Lombard, de Genève. S'arrêtant un peu à l'époque de la puberté, elle devient plus meurtrière vers l'âge de vingt ans, et enfin, d'après les résultats fournis par les statistiques sur Paris, c'est vers la trentième année qu'elle détermine la plus grande mortalité.

Souvent acquise, la diathèse phymique est aussi souvent congéniale, et son hérédité est prouvée par un grand nombre de faits. Le père saturé de cette diathèse fait plus alors que de communiquer à son fils une simple prédisposition, il lui donne quelquefois aussi le germe, le principe matériel de la maladie. C'est un fait démontré par l'autopsie de fœtus chez lesquels on a trouvé des tubercules : M. Husson en a vu de ramollis chez un fœtus mort-né au septième mois de la grossesse; MM. Billard, P. Denis, Verron, en ont aussi rencontré, et moi-même j'en ai découvert, il y a deux ans, dans le poumon d'une petite fille qui mourut quelques heures après sa naissance.

Suivant Broussais et ses disciples, une inflammation vive et prolongée du tissu pulmonaire peut toujours être la cause de sa dégénérescence tuberculeuse, indépendamment de toute prédisposition. MM. Laënnec, Andral, Chomel et Louis reconnaissent toujours pour cause prochaine de cette dégénérescence un vice répandu dans l'économie, une acrimonie particulière, comme dit Cullen; d'où résulte une aberration dans les phénomènes nutritifs, aberration qui est inconnue dans sa source, mais manifeste dans ses effets. Pour moi, je pense avec M. Roche que, chez les individus qui ne portent pas en eux le germe de cette maladie, congénial ou acquis, l'inflammation, alors même qu'elle est intense et prolongée, est complètement impuissante pour déterminer d'emblée son apparition; que chez ceux où la prédisposition existe, les congestions sanguines actives exercent une influence réelle sur son développement. « Les tubercules pulmonaires, dit M. Roche, exigent pour leur développement le concours de deux ordres de causes : les unes générales, les autres locales. Les premières modifient profondément la nutrition générale des individus; elles appauvrissent le sang en augmentant la proportion de son sérum, en diminuant la quantité de ses globules rouges, et par conséquent ses propriétés excitantes, ainsi qu'il est permis de le conclure d'après les expériences de M. Lebert. Les secondes n'ont qu'une action locale bornée, et en quelque sorte superficielle, si on la compare à celle des premières. Les premières élaborent et constituent la nature de la maladie, les secondes en déterminent le siége. »

Il y a un fait dominant dans l'étiologie de la phthisie pulmonaire, c'est que nous la trouvons partout où a pris naissance le vice scrofuleux; c'est que les mêmes circonstances hygiéniques favorisent également le développement de ces deux états morbides; c'est qu'enfin il y a une analogie complète entre ces deux diathèses redoutables.

Et ne sommes-nous pas autorisés à dire que cette analogie existe bien réellement, lorsque nous voyons ces deux états se développer sous l'influence des mêmes causes, produire les mêmes altérations du sang et se localiser dans les mêmes organes ? Nous trouvons dans la *Gazette des Hôpitaux*, du 7 novembre 1846, les résultats des recherches faites par Nicholson sur le sang de douze individus scrofuleux, et ce travail nous montre que le chiffre des globules « présentait de cent un à cent trente-cinq (chiffre normal, cent vingt-sept) [Andral]; celui de la fibrine, de trois à un, deux dixièmes (chiffre normal, trois); les substances dissoutes dans le sérum, de quatre-vingts à soixante-dix-huit (chiffre normal, quatre-vingts); l'eau, de huit cent cinquante-cinq à huit cent seize, cinq dixièmes (chiffre normal, sept cent quatre-vingt-dix). » MM. Andral, Gavarret, Becquerel et Rodier ont observé des résultats analogues dans les maladies tuberculeuses; la fibrine seule, qui diminue dans les scrofules, reste stationnaire chez les tuberculeux ou même augmente un peu à la période de ramollissement, ce qui s'explique par la réaction inflammatoire que doit produire sur l'économie ce ramollissement lui-même.

Pourquoi le ramollissement des adénites scrofuleuses ne produit-il pas, comme celui des tubercules pulmonaires, une réaction fébrile capable de déterminer une augmentation sensible de la fibrine dans le sang? C'est que chez les scrofuleux, le rôle curatif de l'organisme est pour ainsi dire nul, vu l'importance secondaire des tissus affectés; c'est que l'adénite, l'abcès, la tumeur blanche, ont une manière d'être toute différente de celle qu'ils offrent chez les autres malades. Ces accidents ne déterminent ni douleur ni fièvre, ce qui fait que l'élimination des produits morbides n'a pas lieu, qu'il ne se développe pas de bourgeons charnus, que la cicatrisation, enfin, ne se fait pas ou tout au moins qu'elle est bien lente à se faire. J'ai dit que les tissus généralement affectés de scrofules n'avaient qu'une importance secondaire, parce que les maladies scrofuleuses ne menacent pas directement la vie, à moins qu'elles n'atteignent le système osseux dans des régions profondes et importantes. Je ne sais si dans de pareilles conditions l'analyse du sang a été faite; mais je crois que chez un individu dont le corps des vertèbres, par exemple, serait le siége d'un abcès scrofuleux, on trouverait tout aussi bien une augmentation de la fibrine du sang que chez celui dont le poumon serait le siége de tubercules ramollis.

D'après Baudelocque, les scrofules et les tubercules se développeraient dans deux conditions distinctes de l'économie, bien que coïncidant souvent ensemble, et leur séparation serait un fait tellement bien acquis à la science, qu'il regarde comme inutile d'en faire le sujet d'une discussion spéciale. Les conditions spéciales dans lesquelles se développent ces deux affections sont de la même nature et diffèrent seulement sous le point de vue de la gravité. C'est ainsi que, sous l'influence des causes nombreuses reconnues par les auteurs comme productrices des accidents phymiques, les glandes commencent d'abord à être malades, et ce n'est que plus tard que le poumon devient le siége du mal. « La diathèse scrofuleuse, dit l'auteur de l'article *Scrofules* du dictionnaire de Fabre, que l'observation nous montre presque toujours primitive, nous paraît jouer le rôle de prédisposition, relativement à la diathèse tuberculeuse, qui, si elle vient à se développer consécutivement, s'accommodant aux déterminations caractéristiques de la maladie primitive, leur emprunte une forme particulière. »

Ces grands rapports de similitude, cette analogie,

devaient mettre sur la voie d'une méthode curative contre la phthisie pulmonaire, et l'on devait d'autant plus s'occuper de ce point important, que les nombreux et divers traitements successivement essayés n'avaient pour ainsi dire produit aucun résultat. — Cependant cette affection était curable. C'était un fait dont s'étaient plusieurs fois assurés, à la Salpétrière, MM. Rostan et Piorry. Ayant examiné par centaines des poumons de vieilles femmes, ces professeurs avaient trouvé que beaucoup d'entre eux présentaient des cicatrices à l'endroit où siégent d'ordinaire les tubercules, et non sur les parties qui, inférieurement placées, sont le siége le plus ordinaire et le plus commode de la pleurite. M. Roger avait plusieurs fois rencontré dans les poumons des vieillards des concrétions particulières, qui n'étaient autre chose, pour cet auteur, que des indurations phymiques, dans lesquelles les parties les plus solubles ayant été absorbées, il y avait eu diminution des éléments animalisés, et, par suite, rapprochement, condensation des substances salines calcaires contenues dans la masse tuberculeuse. « De la même façon, dit M. Piorry, dans un mémoire lu le 24 janvier dernier à l'Académie impériale de médecine, que l'on voit des ganglions du cou atteints de tubercules se ramollir, devenir des abcès, puis se transformer en cavités qui se cicatrisent; de la même façon, les phymies pulmonaires sont susceptibles de passer par des périodes d'engorgements, de dépôts variés, de suppuration ou de ramollissement, d'abcès, de cavernes, et enfin de cicatrisation, qui toujours est plus ou moins difficile. »

Malgré ces faits, observés sur les cadavres des vieillards par des hommes sur le témoignage desquels il n'est à coup sûr permis d'élever aucun doute, il n'est pas toujours possible, je dirai même qu'il est très rarement possible de savoir sous quelle influence bienfaisante s'est produite la guérison des abcès pulmonaires tuberculeux dont plusieurs cicatrices non douteuses révèlent, dans les poumons soumis à l'observation, l'existence antérieure. Et quoiqu'il résulte de ces faits que les tubercules isolés dans les organes respiratoires sont plus fréquemment qu'on ne le pense susceptibles de se terminer par des cicatrices et par des indurations crétacées, il n'en est pas moins vrai qu'abandonnée à elle-même, la phthisie pulmonaire a rarement une aussi heureuse terminaison. Dans sa vaste carrière médicale, M. Piorry avoue n'avoir rencontré que deux cas bien concluants de guérison spontanée. Reste donc à déterminer sous l'influence de quelle médication on doit espérer d'obtenir des résultats que les seuls efforts de la nature sont impuissants à produire.

Quoique je ne me sois pas proposé, au commencement de ce travail, de faire l'étude des symptômes de la phthisie pulmonaire, quelques cas intéressants d'hémoptysie, fournis depuis peu de temps par ma pratique, et contraires aux idées que je m'étais faites sur la nature et l'importance de cet accident, m'ont décidé à faire en passant, sur cette complication hémorrhagique, quelques réflexions basées sur l'observation naturelle et très consciencieuse de quelques faits auxquels j'ai prêté toute mon attention. D'abord, que doit-on entendre par hémoptysie? du grec αἷμα, sang, et πτύω, je crache, le mot hémoptysie signifie *crachement de sang*. Mais le fait en lui-même de cracher le sang n'implique pas forcément la pensée que ce liquide vient des organes respiratoires; aussi les anciens, peut-être en cela plus logiques que nous, employaient-ils l'expression hémoptysie pour désigner toute espèce de crachement de sang, que ce dernier vînt du palais, des gencives, des fosses nasales, du pharynx, de l'estomac, des conduits de l'air ou du parenchyme pulmonaire lui-même. M. Roche réserve ce nom à l'exhalation de sang qui s'opère à la surface muqueuse des bronches sous l'influence de l'irritation. « *Quand cet accident*, dit-il, *n'est pas l'effet instantané d'une violence extérieure, ou celui d'un obstacle à la circulation, il dépend toujours de l'irritation de la membrane muqueuse pulmonaire.* » Quelques autres praticiens non moins célèbres, et M. Gendrin entre autres, dans son *Traité philosophique de Médecine pratique*, partage cette manière de voir, et donne ainsi au phénomène important qui nous occupe des limites tellement étroites, qu'il le restreint à la seule hémoptysie essentielle, rejetant ainsi toutes celles qui sont symptomatiques. Aujourd'hui on appelle généralement ainsi l'hémorrhagie de la membrane muqueuse laryngo-bronchique; l'hémoptysie ne comprend que les hémorrhagies véritables des voies aériennes.

Comme toutes les hémorrhagies possibles, l'hémoptysie peut être traumatique, essentielle, et symptomatique d'une lésion organique du poumon. La première est toujours le résultat d'une blessure, et son étude rentrant dans l'histoire des plaies de poitrine, nous n'avons pas à nous en occuper ici. Quant aux deux autres classes, il est de la plus haute importance, sous le point de vue thérapeutique, d'en établir le diagnostic différentiel; aussi ferai-je tous mes efforts pour tâcher de remplir cette tâche difficile.

Et d'abord, par sa trame molle, par sa texture délicate, la muqueuse des voies aériennes, depuis le larynx jusque dans les dernières ramifications des bronches, semble plus spécialement disposée que les autres tissus à être affectée d'hémorrhagies; aussi en est-elle très fréquemment le siége. « Les vaisseaux sanguins des poumons (CULLEN, *Méd. prat.*, tome II, § 834) sont plus nombreux que ceux d'aucune autre partie du corps du même volume. Ces vaisseaux, qui sont très gros à leur sortie du cœur, se subdivisent plus immédiatement que ceux d'aucune autre partie en vaisseaux d'un très petit volume; ces derniers se répandent près des surfaces internes des cavités bronchiques, sont situés dans un tissu cellulaire lâche, et recouverts uniquement d'une membrane mince. Ainsi, il suffit de considérer combien ils se gorgent facilement et fréquemment de sang, pour comprendre pourquoi leur hémorrhagie est la plus fréquente de toutes après celle du nez, et, en particulier, pourquoi un choc violent quelconque, imprimé à tout le corps, occasione si facilement l'hémoptysie. » A cette prédisposition organique viennent se joindre des influences diverses d'âge, de sexe, d'hérédité, de tempérament, de profession, etc. Hippocrate, dans ses aphorismes, regarde l'hémoptysie comme une maladie plus spécialement particulière à l'adolescence, *adolescentibus autem sanguinis sputationes*, etc., et les médecins modernes, d'accord en cela avec le père de la médecine, limitent cet âge, les uns, et parmi lesquels Borsiéri, de la vingt-deuxième à la trente-cinquième année; les autres, et P. Frank est de ce nombre, le font aller de la seizième à la trente-sixième. Ce n'est pas qu'on n'observe jamais cet accident en deçà ni au-delà de ces limites, car M. Gendrin l'a observé deux fois chez une petite fille de huit ans, et Schmidtmann, sept fois chez de jeunes enfants âgés de moins de dix années. Les vieillards en sont également quelquefois atteints. Mais on peut dire d'une manière générale que, rare avant quinze ans, rare aussi après trente-cinq, elle se montre le plus fréquemment dans l'espace compris entre ces deux limites, et la raison en est dans l'accroissement plus rapide à cette époque du thorax et des organes qu'il renferme. Les femmes y sont beaucoup plus sujettes que les hommes, et M. Roche en trouve la raison dans leur organisation essentiellement hémorrhagique, dans la compression exercée sur le thorax par les corsets dont elles font usage et qui gênent la circulation de cette partie du corps, et enfin dans la facilité avec laquelle se déplacent chez elles les flux sanguins habituels.

Les individus nés de parents hémoptysiques portent en naissant une prédisposition particulière à l'hémoptysie, et ceux dont les parents étaient sous l'influence d'une diathèse inflammatoire ou hémorrhagique y sont aussi plutôt que d'autres exposés. Les personnes à système vasculaire très développé sont d'autant plus sujettes aux hémoptysies, qu'elles sont en même temps plus nerveuses et plus irritables. Parmi les professions, celles qui exigent une grande fatigue des organes respiratoires favorisent la congestion de ces mêmes organes et, par suite, l'exsudation sanguine qui se fait à la surface des muqueuses bronchiques. C'est ainsi que les acteurs, les prédicateurs, les chanteurs, les avocats, etc., deviennent très souvent hémoptysiques. J'en dirai de même des cordonniers et des tailleurs, parce qu'ils travaillent le corps courbé en avant, et que cette position gêne l'exercice régulier des organes thoraciques.

L'état de l'atmosphère exerce une grande influence sur la production des hémorrhagies pulmonaires, lorsqu'elle est viciée par la présence de gaz irritants ou très froids, tels que le chlore, l'ammoniaque, etc., ou qu'elle est raréfiée au point de ne pas exercer une pression normale. On sait, en effet, que la diminution de la pression atmosphérique détermine une exhalation sanguine à la surface des bronches. Mead, dans ses œuvres, tome II, page 63, raconte qu'en février 1667, le baromètre était descendu plus bas qu'on ne l'avait jamais vu, un jour que plusieurs personnes furent atteintes d'hémorrhagies diverses et entre autres d'épistaxis et d'hémoptysie; c'est à ce dernier accident que les professeurs Cockburn et Pitcans succombèrent dans cette journée. Et le 19 juin dernier, la colonne barométrique ayant singulièrement baissé, j'ai pu constater, dans le cercle encore restreint de ma clientèle, trois cas d'hémorrhagie dont un a été mortel : chez l'un, M. V..., âgé de soixante-un ans, un épistaxis qui a duré six heures, et dont j'ai pu seulement me rendre maître par la compression d'un membre thoracique, après avoir inutilement employé les autres moyens hémostatiques usités en pareille circonstance; chez l'autre, Mme D..., âgée de dix-neuf ans, une hémoptysie assez abondante est venue se manifester à peu près à la même heure et pour la première fois de sa vie; enfin, le même jour, une troisième personne, Mme R..., âgée de quarante-cinq ans, a été atteinte d'une hémorrhagie cérébrale contre laquelle tous mes soins ont été inutiles : saignées, sinapismes, frictions irritantes ont été en vain successivement employés; la mort comptait une victime de plus. On m'objectera peut-être que ce sont là des faits de pure coïncidence. Dans tous les cas, pour une petite localité comme Périgueux, ils parlent assez haut pour qu'il me soit permis d'en tirer quelque conséquence.

En dehors de toute altération tuberculeuse du tissu pulmonaire, en dehors même de toute prédisposition à devenir phthisique, on rencontre des individus chez lesquels il existe une tendance irrésistible aux mouvements fluxionnaires, un besoin fatal de l'organisme à opérer tantôt sur un point, tantôt sur un autre, et d'une manière en quelque sorte périodique et intermittente, une sorte de pluie de sang qui constitue le fond d'un état général constitutionnel, de la *diathèse hémorrhagique*.

J'ai rencontré des personnes douées d'un tempérament non lymphatique, d'une constitution forte, dont les organes de l'hématose, fournissant plus de sang qu'il n'en faut pour l'accomplissement des actes de la vie, étaient presque toujours dans un état d'hypérémie générale, source d'hémorrhagies fréquentes. Chez ces personnes, suivant l'irritabilité organique de tel ou tel tissu, suivant l'impressionnabilité de tel ou tel organe, le molimen hémorrhagique se déplace ; c'est cet état général qui, dans l'immense majorité des cas et en dehors des causes mécaniques locales, est le point de départ des hémoptysies, des hémorrhoïdes, des épistaxis, des congestions sanguines cérébrales, etc., etc., accidents variés, qui sont autant de manifestations diverses de cet état général primitif. Il peut bien arriver, et il arrive en effet quelquefois, que si l'hémorrhagie, quel que soit son siége, est contrariée dans sa marche, le mouvement fluxionnaire revêt passagèrement ailleurs une forme inflammatoire, caractérisée par un érysipèle, un phlegmon, etc. ; mais bientôt ces accidents disparaissent, et la forme diathésique primitive tend toujours à revenir. J'appellerai cet état une *diathèse hémorrhagique active,* par opposition à une autre diathèse hémorrhagique observée chez des individus à constitution faible, à fibre lâche, molle, à dispositions et à tempérament lymphatiques. C'est principalement chez ces derniers, et en raison de la faiblesse des organes de l'hématose, qu'on a lieu d'observer sous la forme hémoptysique les manifestations de la diathèse.

Pourquoi le sang transsude-t-il ainsi avec autant de facilité chez certains individus? Faut-il en accuser l'atonie du système capillaire, une altération du sang, une modification dans la texture des globules, comme le croit M. Tardieu, une diminution de la fibrine? Chacune de ces hypothèses a eu ses partisans et ses défenseurs; mais les recherches chimiques et microscopiques, malgré les efforts louables d'un grand nombre de célébrités médicales, n'ont encore conduit à aucun résultat bien positif. M. Magendie, il est vrai, a démontré qu'en défibrinant le sang de quelques animaux, il a pu produire chez eux des hémorrhagies. Mais que prouvent ces expériences pour les malades qui, vivant au milieu de toutes les conditions capables de fournir au sang de bons matériaux, sont cependant sujets à des pertes périodiques de sang? Dans ces cas, la diminution de la fibrine, si elle existe, ne peut servir à expliquer l'état diathésique; il est plus rationnel d'admettre qu'elle dépend de l'influence exercée sur l'hématose par cet état diathésique lui-même. Nous ne chercherons point à expliquer le pourquoi de ces phénomènes, et nous dirons avec le docteur Baumès : « La circonscription du siége de l'hémorrhagie dans un espace déterminé du corps, l'intermittence des écoulements sanguins, le retour de ces écoulements sans provocation d'aucune cause occasionelle quelconque, c'est-à-dire la spontanéité du flux sanguin ; tous ces faits, joints à la transmission héréditaire de ces phénomènes morbides, caractérisent la diathèse, et font qu'il existe une *diathèse hémorrhagique.* »

Il y a des femmes chez lesquelles la menstruation, sous l'influence de causes variées, devient peu abondante ; il y en a d'autres chez lesquelles elle disparaît complètement. Cette fonction physiologique ne peut être ainsi modifiée dans son accomplissement, et à plus forte raison supprimée tout-à-fait, sans amener une irrégularité sensible, un trouble notable dans l'exercice des fonctions vitales. Souvent alors il se manifeste des symptômes de congestion thoracique, une exsudation sanguine se fait à la surface muqueuse des conduits de l'air, une hémoptysie survient, qu'on appelle *hémoptysie succédanée* des règles ; c'est l'*hémoptysie cataméniale* de Péchlin et de Sauvages. Suivant qu'elle est appelée à compléter une menstruation peu abondante, ou à remplacer des règles qui ne paraissent plus, elle prend le nom de *complémentaire*, ou de *succédanée* proprement dite.

La suppression d'un flux hémorrhoïdaire, d'un épistaxis, peut aussi amener un crachement de sang. Planque rapporte (*Bibliothèque choisie de médecine*, t. xiv, p. 6, édit. in-12) l'observation d'une jeune dame à tempérament sanguin, à constitution pléthorique, qui, pendant ses ordinaires, était prise fréquemment d'une toux sèche, avant-coureur d'un crachement de sang très abondant ; Franck cite comme exemple d'hémoptysie succédanée des règles, avec suppression complète de ces dernières, l'exemple d'une jeune fille qui, ne voyant plus ses ordinaires depuis long-temps, fut prise d'un accès d'asthme avec toux et crachement de sang. Pendant plusieurs mois, une hémoptysie abondante remplaça l'écoulement menstruel, qui fut rétabli sous l'influence des pédiluves irritants et des saignées aux pieds. Sauvages, dans sa *Nosologie méthodique*, t. iii, p. 22, rapporte l'observation d'un individu chez lequel un flux hémorrhoïdal ayant été supprimé sous l'influence des nombreux traitements qui avaient été mis en usage, fut remplacé par une hémoptysie abondante qui cessa lorsqu'on eût rétabli l'hémorrhagie primitive. Des observations de cette nature, qu'on rencontre assez fréquemment, doivent faire comprendre et apprécier la valeur d'un pareil phénomène. Quant à la quantité de sang expectoré, elle peut varier de quelques gouttes à plusieurs litres. M. Roche a vu un jeune homme remplir deux cuvettes de sang en moins d'une heure, et périr immédiatement; Laënnec parle d'un jeune malade qui en rendit dix livres en quarante-huit heures.

Les crachements de sang peuvent être et sont même très souvent symptomatiques d'une autre affection. C'est ainsi que dans les névroses des bronches, dans les quintes violentes de coqueluche, par exemple, et dans certains accès d'asthme, une hémorrhagie se manifeste, qui paraît être la suite de la rupture de capillaires très fins sous l'influence des fortes secousses de toux qui caractérisent ces affections; c'est ainsi encore que l'apoplexie pulmonaire détermine une exhalation sanguine des dernières ramifications bronchiques et des vésicules pulmonaires.

Quant à l'hémoptysie symptomatique de la désorganisation tuberculeuse des organes respiratoires, de grandes dissidences existent entre les auteurs sur le rôle qu'elle joue dans le développement de cette désorganisation, sur la période à laquelle elle apparaît le plus ordinairement, sur la gravité du pronostic de la maladie principale, etc., etc. Mais, sans entrer dans les détails de toutes ces doctrines diverses, nous dirons que l'hémoptysie peut se manifester à toutes les périodes de la phthisie pulmonaire. *Au début,* plusieurs médecins ont regardé cet accident comme un prodrôme en quelque sorte nécessaire. Cependant il n'est guère possible d'admettre et de soutenir cette manière de voir, car, pour comprendre une hémoptysie due à la préexistence des tubercules, il faudrait évidemment qu'il y eût de la toux. L'irritation capable de produire une hémoptysie doit aussi produire ce phénomène nerveux, et il est à remarquer qu'il est produit seulement par la présence du sang dans les bronches ; qu'il est, par conséquent, effet et non cause de l'hémorrhagie pulmonaire.

J'aime mieux admettre que l'hémoptysie, déterminée par une apoplexie pulmonaire ou par toute autre cause plus ou moins appréciable, modifie la vitalité des tissus qui sont le siége de l'exhalation sanguine, et qu'elle favorise, avec le secours d'une prédisposition individuelle, la production des tubercules. Lorsque la phthisie est confirmée, lorsque le ramollissement des tubercules commence, alors l'hémorrhagie pulmonaire ne laisse plus de doutes sur sa nature ; elle provient ou de l'ulcération de vaisseaux plus ou moins volumineux, ou de l'exhalation qui s'opère à la surface des parois de la caverne, et, alors bien réellement symptomatique d'une pneumo-phymie, l'hémoptysie s'explique par la préexistence de cette altération organique.

Je citerai à ce sujet l'observation d'une jeune dame de dix-neuf ans, à tempérament lymphatico-nerveux, chez laquelle les menstrues avaient été supprimées complètement pendant deux mois. Au troisième mois, le 19 juin dernier, époque à laquelle elle aurait dû avoir ses ordinaires, elle fut prise subitement à son réveil d'une constriction laryngienne excessivement pénible; un sentiment douloureux de chaleur se manifesta derrière le sternum, qui fut bientôt suivi de démangeaison et de picottement dans le larynx et les bronches; puis il survint une toux sèche, qui détermina l'expulsion d'une quantité assez considérable d'un sang rutilant et spumeux. Appelé à lui donner des soins, il me fut facile de constater que les organes respiratoires n'étaient le siége d'aucune altération importante. Un ronchus muqueux à bulles inégales, et que j'attribuai à une certaine quantité de sang exhalé à la surface des bronches, fut le seul phénomène insolite que l'auscultation me fit découvrir; je n'avais donc pas affaire à une hémoptysie symptomatique d'une maladie pulmonaire. Le tempérament de cette jeune femme et le fait de la suppression de ses règles pendant trois mois fixèrent mon diagnostic, et je considérai l'accident hémorrhagique que je venais de constater comme une hémoptysie succédanée de l'écoulement périodique utérin. Concurremment avec les topiques révulsifs que je fis appliquer aux cuisses et sur le bas-ventre, je prescrivis mon électuaire iodo-ferrugineux et de l'eau glacée pour boisson ordinaire. Malgré cette médication, il survint, le même jour, à sept heures du soir, un autre crachement de sang qui laissa ma jeune malade dans un état de prostration extrême : ses extrémités étaient froides, le pouls petit, dépressible et à cent vingt-cinq ; le système nerveux était dans un état de surexcitation telle, que je crus devoir prescrire un julep calmant avec un milligramme d'atropine.

La nuit fut assez calme; cependant, le 20, à six heures du matin, une nouvelle mais moins grande quantité de sang fut expulsée des voies de l'air. Je ne changeai rien au traitement. Le soir, les mêmes accidents reparurent encore. Dans la nuit du 20 au 21, la malade a souffert beaucoup de coliques utérines violentes, qui ont été suivies de l'apparition des règles. A partir de ce moment, il s'est manifesté un mieux sensible. Cependant, le 21 au soir, une nouvelle quinte de toux est survenue, qui a amené un dernier crachement de sang, dont j'ai attribué la cause à la fatigue qu'ont dû causer à la malade les nombreuses visites qu'elle reçut ce jour-là. Je recommandai le repos le plus absolu et ajoutai au traitement indiqué plus haut quelques purgatifs salins. Quelques crachats striés de sang sont venus seuls jusqu'au 26, époque à laquelle les règles ont cessé, rappeler qu'il se produisait encore à la surface des bronches une légère exhalation sanguine. Depuis cette époque, la santé s'est améliorée de jour en jour, et deux mois ont suffi pour opérer une guérison complète. Il pourrait se faire cependant que cette hémorrhagie pulmonaire, quoique succédanée des règles, fût le point de départ d'une phthisie pulmonaire.

Ces quelques réflexions faites en passant sur l'hémorrhagie du poumon, revenons à notre sujet principal.

Il n'est pas de maladie contre laquelle on ait employé plus de remèdes que la phthisie pulmonaire; il faudrait, pour faire l'historique de son traitement, passer en revue toute la matière médicale. C'est ainsi que Broussais et les partisans de ses doctrines, rapportant tout à l'irritation et fidèles à cette doctrine qu'ils s'étaient faite sur la nature des maladies, employaient avec une persévérance vraiment systématique les émissions sanguines générales et locales; que les révulsifs cutanés (frictions irritantes, vésicatoires, sétons, moxas) ont été recommandés depuis Hippocrate jusqu'à nos jours; que les évacuants (vomitifs, purgatifs) ont été préconisés par des hommes d'un grand mérite et ont eu leur moment de vogue. Une observation attentive des faits prouve que ces médicaments variés conviennent à titre de moyens palliatifs seulement et pour combattre certaines maladies intercurrentes; qu'ils sont, au contraire, nuisibles, en ce sens qu'ils débilitent les malades, sans aucun avantage pour eux, lorsqu'ils sont employés comme anti-phthisiques directs.

J'en demande pardon d'avance aux partisans de la médication révulsive, aux chaleureux défenseurs des cautères et des moxas, mais, sur ce terrain là, ils me rencontreront toujours pour les combattre. Comment! un individu a dans le poumon un abcès phymique de la grosseur d'un œuf, abcès consécutif à la saturation de l'organisme par les diathèses scrofuleuse et tuberculeuse dont vous avez vu les périodes se dérouler successivement devant vous, et vous appliquez des moxas sur sa poitrine! Vous avez à arrêter les progrès d'un empoisonnement lent à parcourir ses périodes, vous avez toute une organisation à refaire, un squelette à rebâtir, des muscles à renouveler, un sang à enrichir de principes nouveaux, une caverne à cicatriser, etc., et pour obtenir de pareils résultats vous brûlez la peau de votre malade, vous y produisez des escarres d'autant plus douloureuses qu'il est plus maigre, vous le martyrisez ! Erreur, dans l'immense majorité des cas, vous ne faites que hâter la terminaison fatale de la maladie, en rendant insupportables les quelques jours d'existence qui restaient encore à votre victime, et qui sans vous, peut-être, auraient été paisibles. Cependant, comme l'irritation causée par ces exutoires est souvent un mal supérieur à l'état morbide primitif, il lui arrive parfois de réduire celui-ci pour quelque temps au silence ; mais elle ne fait que le suspendre en épuisant par degrés le malade, et le laisse reparaître dès que la diminution des forces ne permet plus de continuer à saper le principe de la vie par cette médication imprudente.

C'est cependant une pratique qu'on voit tous les jours mettre en usage, et, pour ma part, j'ai vu des phthisiques auxquels on s'était contenté, alors qu'il y avait encore quelque espoir de guérison, de prescrire des sirops pectoraux, des potions calmantes, des juleps opiacés, etc. J'ai vu, dis-je, ces pauvres malheureux être couverts de vésicatoires de la tête aux pieds, lorsqu'ils n'avaient plus que quelques jours à vivre, lorsqu'ils étaient sur le point de rendre le dernier soupir. Dans ces moments ultimes, la médication, tant soit-elle héroïque, ne peut produire que des résultats déplorables, et, au lieu d'y avoir recours, il est plus sage de chercher, par tous les moyens possibles, à calmer le mourant.

A l'époque d'envahissement scientifique où nous vivons, tout individu un peu intelligent ne fait une chose que lorsqu'il croit en connaître les résultats, et, en médecine surtout, il est peu de personnes qui consentent à prendre les premiers remèdes venus, sans avoir plusieurs fois demandé quels seront les effets de leur administration. Je suppose qu'un phthisique, et il faut observer que les phthisiques sont généralement intelligents, demande à son docteur comment des moxas pourront être utiles à la maladie pulmonaire dont il est atteint, comment une cautérisation par le feu, pratiquée sur le thorax, pourra modifier et guérir la désorganisation tuberculeuse dont ses poumons sont depuis long-temps le siége. En vérité, cette curiosité légitime, je ne sais comment elle serait satisfaite; mais, pour ne mentir ni à sa conscience ni aux données de l'expérimentation scientifique, le médecin devrait répondre : Qu'il a recours à cette médication empirique uniquement pour ne pas faire de l'expectation pure et simple; qu'il connaît d'avance les résultats négatifs dont elle sera suivie, mais qu'il est obligé de prescrire quand même. Pauvre monde médical! pauvre science! pauvres malades!

Triste nécessité que l'aveu de son impuissance, surtout lorsque, guidé par un aveugle empirisme, on ne tente rien de raisonnable pour arriver à quelques résultats positifs.

Que dans une inflammation aiguë et limitée des tissus pulmonaire, hépathique ou autres, on ait recours à des révulsifs cutanés, à des émissions sanguines locales, très bien, cela est rationnel, cela est juste; mais chez un individu dont l'organisme est diathésiquement infecté, dont les poumons sont creusés de cavernes tuberculeuses produites par cette infection elle-même, évidemment les révulsifs cutanés ne peuvent produire sur l'ensemble de l'économie que des résultats funestes, puisqu'en augmentant l'intensité du mouvement fébrile, ils éloignent du chevet du malade le sommeil bienfaisant et réparateur, qui, sans eux, serait peut-être venu calmer un instant ses souffrances. Il y a autant de raison d'avoir recours à la cautérisation pure et simple, dans le traitement des exostoses syphilitiques et des tumeurs blanches scrofuleuses, qu'il y en a à employer des moxas dans celui des abcès phymiques du poumon. Dans l'un comme dans l'autre cas, les médications locales, non-seulement seront impuissantes à produire une amélioration, mais encore elles augmenteront, dans le plus grand nombre des cas, la gravité du mal, et pourront contribuer à en hâter la terminaison fatale.

La médecine des symptômes est certainement utile, elle suffit même le plus souvent dans les maladies aiguës, dans les organo-pathies franches; mais, toujours insuffisante dans les maladies diathésiques, elle ne fait que calmer momentanément les malades, sans détruire la cause de la maladie. Ainsi, contre la toux, qui, à une période plus ou moins avancée de la phthisie pulmonaire, devient tellement fatigante qu'on peut craindre la suffocation, on emploie avantageusement les anti-spasmodiques, les opiacés, l'acide hydrocyanique, recommandé par M. Magendie d'une manière toute particulière, les eaux minérales sulfureuses, les substances balsamiques. Les fumigations de chlore sont administrées, mais presque toujours sans succès, dans le but de réprimer l'abondance de l'expectoration. Contre l'hémoptysie, les boissons glacées, nitrées, acidulées, l'eau de Rabel, les décoctions de ratanhia, de simarouba, de cachou, les ferrugineux, la ventouse Junot, etc., constituent la médication la plus en usage. La diarrhée est quelquefois combattue avec succès, ou plutôt elle est diminuée pendant quelques jours par le diascordium, le cynorrhodon, le sirop de coings, la thériaque, le laudanum de Sydenham, etc.

Tel est à peu près l'état de la science pour ce qui a trait à la médication locale, au traitement des symptômes de la diathèse tuberculeuse; mais il reste à remplir une indication d'une importance bien autrement grande : il faut agir sur l'ensemble de la constitution, il faut modifier l'état pathologique général, en régénérant la masse du sang. « Tout solide a été liquide, tout le corps passe et repasse par le sang, disait M. Marchal, dans une des admirables leçons d'anatomie et de physiologie pathologiques qu'il faisait au Val-de-Grâce en 1849; refaites le sang si vous voulez refaire le corps. » C'est dans l'espoir d'arriver à un aussi heureux résultat, que M. Amédée Latour a donné le chlorure de sodium, pendant plusieurs mois et à doses progressivement croissantes de deux à huit grammes par jour; que le sous-carbonate de potasse, proposé par M. Pascal, a été plusieurs fois essayé; que le sel ammoniac, préconisé par le docteur Cless; que la digitale, les préparations sulfureuses, les huiles de foie de morue, de raie, etc., ont eu successivement leur moment de vogue.

De tous ces agents thérapeutiques, le chlorure de sodium et l'huile de foie de morue sont ceux qui ont fait le plus de bruit dans le monde médical, qui ont le plus fixé l'attention des médecins : il suffisait que le premier eût été préconisé par un homme d'un grand mérite, pour que beaucoup de praticiens y eussent immédiatement recours. Mais le succès n'a malheureusement pas répondu aux expériences de ses partisans, et MM. Grisolle et Louis, qui l'ont expérimenté avec beaucoup de soin, en 1839 et 1840, ont prouvé qu'il jouissait d'une réputation usurpée.

Quant à l'huile de foie de morue, introduite, il y a une vingtaine d'années, dans le domaine de la thérapeutique, elle fournit d'abord quelques demi-résultats heureux, qui lui valurent une réputation colossale. Les uns attribuaient ses propriétés médicales à une certaine quantité d'iodure de potassium combinée aux autres corps qui la composent; d'autres pensaient que le phosphore était le principe actif auquel elle devait son action, et l'on donnait partout l'huile de foie de morue comme, avant M. Coindet (de Genève), on donnait l'éponge calcinée, sans savoir à quels principes thérapeutiques l'une et l'autre devaient leurs propriétés.

Cependant, tous les jours on enregistrait de nouveaux cas de guérison obtenus par l'emploi de l'huile de foie de morue......... Des faits ! toujours des faits ! tel était, tel doit être le mot d'ordre de la science actuelle ; mais aussi combien n'en est-il pas de ces faits qui passent au répertoire des découvertes, grâce à une teinte foncée de couleur théorique ! Tout le monde sait que l'ardeur avec laquelle chacun de nous défend les opinions qu'il adopte, nous entraîne bien souvent, malgré nous, au-delà de la vérité ; aussi faut-il toujours se tenir en garde contre cet écueil, et n'admettre pour vrai que ce qui a été démontré tel par une observation longue, attentive et soutenue.

Quoi qu'il en soit, c'est à l'iode, d'après les dernières analyses de M. Personne, que ce produit animal devrait ses propriétés anti-scrofuleuses, anti-rachitiques, et enfin anti-phthisiques. Et d'abord, voyons un peu jusqu'à quel point cette action est possible : un kilogramme d'huile de foie de morue renferme tout au plus deux milligrammes d'iode, et encore cette quantité, si minime qu'on serait presque en droit de dire qu'il n'en existe pas du tout, n'est-elle pas la même dans les différentes espèces d'huiles noire, brune et blanche, et dans chacune de ces espèces elle varie encore, suivant le mode de préparation et les sophistications nombreuses qu'on lui fait subir. Or, il faut au moins un mois pour faire prendre un litre, c'est-à-dire un kilogramme de cette huile, ce qui réduit la dose journalière d'iode à une atténuation plus qu'homœopathique, et on ne doit raisonnablement accorder aucune valeur thérapeuthique à ces divisions infinitésimales d'iode. Que peuvent, en effet, produire sur l'économie deux milligrammes d'un médicament qu'on met un ou deux mois à prendre, lorsque, pour agir sûrement, il en faut de un à deux décigrammes par jour (eau iodurée de Lugol) ? J'admets cependant que la dose infinitésimale d'iode contenue dans cette huile soit suffisante pour agir sur l'économie; mais par cela même qu'elle s'y trouve combinée à une foule d'autres substances capables d'exercer aussi une influence pathogénétique, elle se trouve altérée dans ses effets. Donnez la même dose dans de l'eau distillée, et peut-être alors l'iode agira-t-il, parce que rien n'altèrera son action, parce qu'il sera administré dans toute sa pureté.

D'un autre côté, demandez aux personnes qui ont

pu faire usage de ce détritus organique repoussant, quelle odeur nauséabonde il a, quelle saveur dégoûtante il possède, et elles vous diront que rien au monde n'est aussi mauvais. Très peu d'estomacs peuvent, en effet, le tolérer; aussi M. Bouchardat a-t-il conseillé d'ajouter à chaque dose cinq gouttes de laudanum de Sydenham, et, encore, malgré cette précaution, il y a la moitié au moins des malades condamnés à en faire usage qui ne peuvent réussir à en garder la plus petite cuillerée. C'est perdre, en y ayant recours, un temps précieux en efforts inutiles, et donner au mal le temps de devenir le plus souvent incurable.

Que si on tient à donner l'iode combiné avec un corps gras, l'huile iodée de M. Personne remplit toutes les indications désirables, en ce sens que, toujours préparée de la même manière, elle renferme toujours la même dose d'iode, et en quantité assez considérable au moins pour agir sur l'économie (cinq décigrammes sur cent grammes).

En présence de pareils faits, lorsque l'analyse chimique donne raison de l'innocuité, comme médicament *spécifique*, de l'huile de foie de morue, lorsque les résultats journaliers de son application thérapeutique dans les diathèses scrofuleuse, rachitique, tuberculeuse, etc., sont d'accord avec cette analyse chimique, il est permis de se demander s'il ne serait pas raisonnable d'y renoncer complètement dans de pareilles affections. Déjà MM. Gibert, Ricord, Soubeiran et Guibourt, l'ont remplacée partout par l'huile iodée de M. Personne, et nous espérons que bientôt elle sera tout-à-fait bannie du domaine de la thérapeutique, et qu'elle sera rendue à l'industrie, où elle servira, comme par le passé, à préparer les peaux chamoisées. Le commerce y gagnera, et la médecine n'y perdra rien.

Mais, me disait, il y a quelques jours, une personne très intelligente, et qui s'est un peu occupée d'études médicales, vous blâmez l'huile de foie de morue comme médicament, parce que l'iode, qui est un corps simple, ne s'y trouve pas seul; qu'il y est avec du phosphore, de l'azote, des matières organiques, etc.; et cependant, quand vous prescrivez du sulfate de quinine, par exemple, vous ne prescrivez pas un corps simple, puisque cette substance organique renferme du carbone, de l'hydrogène, de l'azote, du soufre et de l'eau, combinés dans des proportions déterminées. Cela est vrai, mais il y a une différence énorme entre le corps chimique et le médicament proprement dit, entre la matière médicale et la thérapeutique. Le sulfate de quinine, quoique corps composé, est un médicament simple, qui a une propriété thérapeutique à lui, comme l'iode a la sienne, comme le fer, comme le mercure, etc., ont les leurs. Et lorsqu'on donne, combinées ensemble, plusieurs substances médicamenteuses, elles déterminent le plus souvent dans l'organisme des effets qui se neutralisent. Quand on a fait prendre simultanément plusieurs substances, leurs effets peuvent se troubler, même se neutraliser ou se confondre, et produire ainsi un nouveau tout dont les effets purs et les vraies propriétés, dans l'organisme malade, ne sauraient être déterminés. C'est ainsi que le tartre stibié excitera moins sûrement à vomir, lorsqu'on y adjoindra du quinquina, sous prétexte de corriger la faiblesse stomacale; que l'hellébore blanc produit des effets inappréciables lorsqu'on le prescrit concurremment avec une préparation de camomille ; que l'extrait de pomme épineuse ne produit absolument aucune action, lorsqu'il est mélangé avec l'oxymel scillitique ; que le sel de tartre et la gomme gutte, prescrits ensemble, ne produisent pas ce qu'on pourrait attendre de chacune de ces substances, si on les donnait à part et dans des temps différents. Je ne multiplierai pas les exemples ; la nature aime la simplicité, et je crois que la médecine n'a d'autre but que de seconder ses efforts, en dirigeant convenablement les fonctions vitales.

Ainsi, quelle que soit la doctrine médicale invoquée, l'huile de foie de morue ne peut garder plus longtemps son prestige de puissance contre les altérations diathésiques ; l'allopathie la condamne, parce qu'elle n'a pas foi dans les doses infinitésimales, et l'homœopathie la repousse, parce qu'elle n'est pas un médicament simple, et que le comble de l'empirisme est pour elle dans la prescription des recettes composées.

Il faut cependant être juste dans le procès que nous faisons à l'huile de foie de morue ; aussi nous dirons que si elle ne possède aucune propriété curative, lorsqu'elle est employée comme médicament antiscrofuleux ou anti-phthisique, elle peut rendre, dans d'autres circonstances, de grands et signalés services. Lisez plutôt le *Répertoire de pharmacie*, avril 1854; je cite : « Voyageant, il y a deux ans, dans le comté d'Essex, un médecin anglais distingué, M. Pollock, eut l'idée de proposer à un éleveur de bétail, son ami, de faire usage de l'huile de foie de morue pour activer l'engraissement des animaux, en lui faisant entrevoir une grande économie dans le prix de l'engraissement. Ces expériences ont été faites sur vingt cochons, quatre-vingts moutons et dix veaux, avec des conditions qui ne peuvent laisser de doute sur le résultat. Ainsi, cet éleveur divisait ses animaux par lots, qu'il nourrissait de même, mais en donnant à l'un des lots une certaine quantité d'huile de foie de morue. Les cochons avaient deux onces d'huile par jour et autant d'aliments qu'ils le désiraient; les moutons, une once, et les veaux, de un quart à trois quarts de pinte par jour.

» Les cochons traités de cette manière mangeaient moins que les autres, engraissaient beaucoup plus et furent bien mieux vendus sur le marché de Londres, la chair étant solide et ferme. La dose préférable pour l'engraissement est d'une once par jour pour les petits cochons. Il n'y a aucun avantage à l'augmenter trop fortement; à un quart de pinte par jour, la graisse prend une couleur jaunâtre et un goût de poisson. Cet éleveur n'a pas remarqué, du reste, que les cochons affectés de *maladies du poumon* fussent guéris par l'emploi de cette huile; mais, donnée à petite dose, elle était utile en facilitant l'engraissement de l'animal par une quantité moindre d'aliments.

» Pour les moutons, les résultats ont été plus satisfaisants encore. A une once d'huile par jour, la graisse était remarquablement blanche et la chair légère et d'une digestion facile. Cette dernière circonstance était assez curieuse, et les bouchers se plaignirent que les animaux n'avaient pas donné un poids comparable à celui qu'eût pu faire supposer leur belle apparence.

» Pour les veaux, même résultat, avec une dose d'huile croissante de un quart à trois quarts de pinte; ces animaux avaient acquis un développement et un embonpoint qui les fit vendre plus cher que ceux du même troupeau qui n'avaient pas été soumis à ce régime. De l'avis de tous, ces animaux étaient magnifiques pour la petite quantité d'aliments qu'ils avaient consommée. Quant à la manière de faire prendre l'huile aux animaux : pour les veaux, on la mélangeait avec le son et la paille hachée ; pour les cochons, avec leurs aliments secs, et pour les moutons, on trempait les fèves cassées dans l'huile.

» Il résulte donc de ces expériences, ainsi que le fait remarquer M. Pollock, que pour les cochons, les moutons et les veaux, on obtient un engraissement plus considérable avec une quantité d'aliments moindre, lorsqu'on fait usage d'huile de foie de morue ; et, en second lieu, que chez tous les animaux, il a paru y avoir une limite tranchée, après laquelle la digestion de l'herbe ne se fait plus, quantité qui est de deux onces pour les cochons, d'une once pour les moutons, de quatre onces pour les veaux. A cette dose, les cochons et les veaux furent vendus très avantageusement; mais lorsque, par voie d'expérimentation, la dose a été portée au-delà, il y a eu trouble de la digestion, et la graisse a pris une couleur jaune et un goût de poisson. »

Il résulte encore de ces expériences, que ceux de ces animaux dont les poumons étaient malades ne sont pas guéris sous l'influence des doses élevées d'huile qu'on leur administrait tous les jours.

Cependant, sous l'influence des diverses médications que je viens d'énumérer, il n'est peut-être pas dix cas bien avérés de tuberculisation pulmonaire dont on ait observé la guérison. Cette impuissance tient peut-être à ce que, il y a peu de temps encore, on ignorait la nature des causes de la phthisie pulmonaire; peut-être aussi parce que, depuis qu'on connaît son étiologie, on ne se rend pas assez compte de l'action que doivent produire les médicaments auxquels on a recours. Heureusement, la thérapeutique a suivi la pathogénie, et grâce à la connaissance de l'une et de l'autre, la phthisie pulmonaire sera désormais plus souvent curable.

Il y a une quarantaine d'années, l'iode venait à peine d'être découvert, que M. Coïndet, de Genève, l'employait avec succès dans les cas de tumeurs du corps thyroïde, et dans tous les engorgements du cou considérés comme scrofuleux ou tuberculeux. On pensa dès-lors que les affections phymiques du poumon, dont l'analogie est grande avec les maladies dites scrofuleuses, pourraient être heureusement modifiées sous l'influence de cet agent, désormais classé parmi les substances les plus utiles de la matière médicale. Laënnec, en 1826, ayant remarqué que les tubercules pulmonaires étaient rares sur les côtes de la Bretagne, n'hésita pas à attribuer cette immunité à la respiration permanente des vapeurs iodées qui s'élevaient des fucus de varechs. L'impulsion était donnée, et Murray, cinq ans plus tard, employait, avec assez de bonheur, les vapeurs d'iode contre cette maladie redoutable; M. Lugol, qui a, pour sa part, largement utilisé l'iode et ses diverses préparations, a pu observer plusieurs fois des cadavres de pneumo-phymiques, auxquels il avait administré de l'iode, qui portaient des cicatrices récentes, résultat évident de la curation d'abcès tuberculeux.

Plus récemment encore, le même M. Chatin, à qui nous devons d'avoir bien voulu nous transmettre l'analyse comparative des eaux de Périgueux, a prouvé, dans une série de mémoires présentés à l'Institut, que l'iode est très répandu dans la nature; il y en a, d'après ses recherches, dans l'air que nous respirons, dans les plantes qui servent à notre alimentation journalière et dans les eaux dont nous faisons usage. Ainsi, nous sommes naturellement soumis, sans nous en douter, à une absorption journalière d'iode. La Providence s'est chargée de nous médicamenter à notre insu, et cette médication naturelle, agissant comme modificateur des altérations du système lymphatique, est d'autant plus puissante, qu'elle agit sans relâche sur l'organisme tout entier.

M. Grange, d'un autre côté, a fait la remarque que les terrains magnésiens favorisaient le développement des scrofules, du goître et du crétinisme. Or, l'analyse chimique ayant démontré que ces terrains, et par suite les sources qui en proviennent, ne renferment pas d'iode, on a dû naturellement penser que l'absence de ce métalloïde était la cause principale des altérations diverses que subit, dans cette classe de terrains, le système lymphatique. C'est dans le but de corriger cette mauvaise constitution géologique, de diminuer la funeste influence qu'elle exerce sur l'économie animale, que plusieurs médecins ont recommandé l'addition d'une petite quantité d'iode au sel destiné à la préparation des aliments. M. Grange prétend s'être bien trouvé plusieurs fois de l'emploi de ce moyen, et il serait à désirer que là où de semblables affections sont endémiques, dans le Valais, les Vosges, dans les gorges des Cordilières, des Alpes, des Pyrénées, etc., on en fît plus fréquemment usage. La santé générale des habitants y subirait très probablement une amélioration notable.

C'est donc à l'iode et aux préparations variées dont il constitue la base, qu'il faut avoir recours pour modifier les altérations du système lymphatique, pour prévenir le développement des scrofules et des maladies qui s'y rattachent, comme c'est encore à lui qu'il faut s'adresser pour les guérir, lorsque la prophylaxie n'a pu arrêter leur développement. C'est par extension, et considérant la pneumo-phymie comme une manifestation spéciale de l'hypémie chronique, du lymphatisme permanent, de la diathèse strumeuse, que le professeur Piorry a employé, sur une grande échelle, les vapeurs iodées, dans le but d'arrêter la dégénérescence tuberculeuse du tissu pulmonaire.

Mais avant de donner l'exposé des moyens qui sont théoriquement et expérimentalement les plus aptes, sinon à faire disparaître radicalement toutes les traces de cette maladie, du moins à en arrêter les progrès et la marche envahissante, disons un mot de ceux qu'on doit employer pour en prévenir le développement. Et d'abord, les soins donnés à la première enfance influent d'une manière considérable sur la constitution et le tempérament de l'adulte futur, ce qui a fait dire à M. Dubois (d'Amiens) qu'*on peut à volonté faire un tempérament*. Je dis plus, on peut imprimer tel ou tel caractère au tempérament de l'homme, alors même qu'il ne vit encore que de la vie intra-utérine, en donnant à la mère des modificateurs appropriés; et c'est bien certainement dans ce but surtout que l'on prescrit quelquefois aux femmes enceintes, à constitution lymphatique, des préparations ferrugineuses, ou mieux encore, des préparations d'iode et de fer.

Sans entrer dans les détails minutieux des soins à donner aux enfants, je dirai d'une manière générale que ceux qui sont nés de parents phthisiques, comme ceux qui, en dehors de cette condition fâcheuse, présentent les attributs du lymphatisme, doivent être soumis à une hygiène particulière. Il faut les élever dans une atmosphère sèche, chaude et à température constante; développer par la gymnastique leur système musculaire; accroître leur puissance de réaction par une lutte constante contre les influences extérieures, lutte qui doit être toujours proportionnée à leur degré d'énergie vitale; il faut enfin les doter d'un sang riche et fibrineux par un régime animal, par l'usage modéré de bon vin vieux, du vin de Bordeaux principalement, et par l'emploi des toniques. Que si, malgré cette hygiène bien entendue, la constitution ne se fortifie pas, le tempérament n'est pas modifié dans sa nature et dans sa forme, alors il faut avoir recours à la préparation d'iodure de fer dont j'ai parlé à propos du traitement des préludes diathésiques, et dans l'immense majorité des cas, elle sera toute puissante pour prévenir le développement de tubercules qui ne tarderaient pas à se manifester dans les divers organes de ces petits malades amaigris.

La maladie n'est pas encore localisée ; elle est partout sans être nulle part. Il y a allanguissement de toutes les fonctions sans qu'aucune d'elles soit encore plus particulièrement atteinte ; aussi nous contentons-nous d'opposer au mal des moyens thérapeutiques généraux. Mais bientôt on voit survenir une petite toux sèche, plus fatigante par sa persistance que par son intensité, augmentant surtout le soir, et suivie d'une expectoration peu abondante de crachats mousseux, tout-à-fait salivaires. Il s'y joint un léger essoufflement, de la langueur, de l'amaigrissement et quelques sueurs nocturnes. La maladie générale vient de se manifester d'une manière plus spéciale dans un organe important à la vie ; la fonction respiratoire est cette fois plus particulièrement atteinte. La médication dès-lors ne doit plus rester la même, ou plutôt elle commence à ne plus être suffisante. Il n'y a plus seulement en effet une diathèse à combattre, il y a aussi une manifestation de cette diathèse qu'il faut enrayer. Indépendamment du traitement général, il faut agir en même temps et d'une manière directe sur l'organe malade.

Les utiles travaux sur la curation des kystes, des cavernes, suite de la tuberculisation et du ramollissement des ganglions lymphatiques, par les injections de teinture d'iode, mettaient naturellement sur la voie du traitement local que réclamaient les abcès phymiques du poumon. Mais comme il eût été difficile et téméraire à la fois d'injecter de la teinture d'iode dans les voies de l'air, on a dû songer naturellement à remplacer cette teinture par les vapeurs du même métalloïde; on a pensé qu'il fallait en faire inspirer les vapeurs. Dès 1831, Murray faisait respirer ses malades *poitrinaires* sur des soucoupes ou sur des fioles contenant de l'iode qu'il convertissait en vapeurs au moyen de l'eau chaude. Ces faits semblaient avoir été complètement oubliés, et M. Piorry assure même qu'il n'en avait pas encore eu connaissance, lorsqu'il y a une huitaine d'années, il entreprit les recherches auxquelles il s'est livré depuis sur la même matière.

Au début de ses expérimentations, ce professeur, alors médecin à la Pitié, se servait de la teinture d'iode; il en versait de trente à cent grammes dans un bocal dont il élevait la température pour en faire dégager des vapeurs d'alcool et d'iode, et les malades, en respirant au-dessus de ce bocal, inspiraient un air plus ou moins saturé d'iode. Cette pratique présentait un inconvénient dû à l'action excitante exercée sur le cerveau des malades par les vapeurs alcooliques qui se trouvaient mélangées à celles d'iode ; des inconvénients plus grands encore résultaient des inspirations d'éther iodhydrique employées à la même époque par M. Huette.

Les choses en étaient là, lorsqu'en 1849, un de nos compatriotes, M. Chartroule, qui suivait les visites de M. Piorry à l'hôpital de la Pitié, proposa à ce dernier de substituer à la teinture d'iode *l'iode pur en le dosant.* M. Chartroule fit à cet effet confectionner des cigarettes contenant chacune une quantité déterminée d'iode, et rappelant par leur forme et leur usage les cigarettes de *datura stramonium.* Tous les phthisiques du service furent dès-lors munis de cigarettes, et ils fumaient ainsi plusieurs fois par jour ces petits cylindres, dont ils ne tardèrent pas à ressentir les salutaires effets ; et enfin, un peu plus tard, l'appareil de M. Danger fut construit, qui permit de respirer des vapeurs d'iode pur en le dosant, en même temps qu'il dispensait les malades de fumer, ce qui accommoda un grand nombre de dames, qui ne pouvaient s'habituer à avoir à la bouche une cigarette en feu.

Il ne faut pas être prodigue d'inspirations au début du traitement; une seule par jour, et de la durée de trois ou quatre minutes, suffit pendant les premiers jours. Lorsque la bouche s'est habituée au goût de rouille que développent les vapeurs iodées, lorsque les voies respiratoires acceptent ces vapeurs sans réaction apparente, alors on peut sans inconvénient doubler les inspirations, sans perdre toutefois de vue les effets qu'elles produisent sur le malade. Il est bon de faire comprendre en outre aux malades qu'une seule inspiration, profonde et prolongée comme le soupir, introduit sans fatigue dans les poumons une plus grande quantité de vapeurs que dix inspirations fréquentes et saccadées, qui ne sont en quelque sorte que superficielles. Il arrive quelquefois, dans ce dernier cas, qu'indépendamment de l'action presque nulle produite par les vapeurs, ces dernières, par le fait des mouvements saccadés de la respiration, impressionnent désagréablement la luette et peuvent même produire des efforts de vomissements.

Les personnes difficiles à médicamenter, très sensibles à l'impression des vapeurs iodées, pourront avoir recours à un moyen simple, sur lequel M. Barrère, médecin à Sainte-Croix (Ariége), a publié récemment une note dans la *Gazette médicale* de Toulouse. Ce médecin fait priser à ses malades de la poudre de camphre saturée de vapeurs d'iode. « On obtient le camphre iodé, dit-il, en plaçant dans une tabatière (camphriodière) la poudre de camphre et un sachet de mousseline ou de fine toile contenant la centième partie, en volume, d'iode officinal. En agitant de temps en temps, on obtient au bout de quelques heures, surtout si le dégagement des vapeurs d'iode est activé par la chaleur de la main, une saturation du camphre dont la couleur se rapprochera de celle de l'iode. »

Le camphre iodé provoque l'éternûment; il cause même un peu de cuisson aux narines, s'il est concentré. Mais quand l'inspiration a porté les vapeurs dans les voies aériennes, le sujet éprouve une sensation de fraîcheur bienfaisante, agréable, qui l'engage à respirer largement. Ce mouvement instinctif peut seul rendre l'inhalation complète et partant efficace.

Ainsi, l'inhalation du camphre iodé, au lieu d'être un supplice pour des malades d'ailleurs si intolérants, sera désormais une occupation capable de les passionner, une distraction : puisse-t-elle être une planche de salut! Elle porterait ses fruits, surtout au point de vue de la prophylaxie. Il y aurait, ce me semble, un immense avantage à détrôner dans l'hygiène le tabac par le camphre iodé.

Le camphre, par sa vertu anaphrodisiaque, peut être, dans certains cas, un heureux adjuvant, puisque les désirs vénériens sont une cause puissante du développement de la phthisie.

Un autre procédé fort ingénieux, que nous devons à M. Duroy, membre de la société de pharmacie de Paris, consiste à se servir d'un appareil qui remplace parfaitement celui de M. Danger, et qu'on peut se procurer partout, à cause de sa simplicité. Cet appareil est conçu sur la solubilité et la stabilité de l'iode dans l'air (phénomènes démontrés par M. Chatin), et sur le pouvoir qu'a ce fluide d'enlever facilement l'iode à l'eau qui le tient en solution. Il se compose d'un flacon muni de deux tubes, dont l'un (le tube introducteur de l'air) plonge dans une quantité d'eau distillée (cent grammes environ); l'autre (tube inspirateur) ne touche pas le liquide et est recourbé à sa partie supérieure. Après avoir ajouté une quantité faible d'abord de teinture d'iode à l'eau distillée que renferme le flacon, on fait inspirer le malade; l'air introduit passe au milieu de l'eau iodée en l'agitant, et en renouvelle sans cesse les surfaces. L'atmosphère du flacon se trouve ainsi chargée d'une quantité d'iode proportionnelle à celle qu'on a mise dans l'eau, et l'air aspiré par l'appareil en apporte les vapeurs aux organes pulmonaires. L'iode est sensible, prétend M. Duroy, même avec une seule goutte de teinture dans le flacon; il va sans dire que les doses doivent être progressivement augmentées.

M. Chartroule nous semble n'avoir pas bien compris la nature de la phthisie. Pour lui, le traitement local des symptômes pulmonaires constitue toute la médication. « Lorsqu'il y a incendie, a-t-il écrit quelque part dans son *Petit traité de Phthisie pulmonaire*, c'est au foyer brûlant qu'il faut porter l'eau pour l'éteindre. » Le feu qui consume le pavillon d'un édifice n'a encore rien de commun avec les parties éloignées de ce pavillon qui brûle, et il est inutile, pour l'éteindre, de submerger toutes les parties de l'édifice, cela est vrai. Mais il n'en est pas de même, n'en déplaise à notre honorable confrère périgourdin, lorsque le feu de la phthisie dévore le poumon d'un individu. Tout le corps de ce malheureux n'est qu'un volcan phymique dont l'éruption se fait dans les organes de la respiration, et tous les topiques des pharmacies portés au lieu du sinistre ne parviendront pas à éteindre ce feu symptomatique d'une combustion générale, en tant qu'ils n'agiront que localement, comme semble le croire M. Chartroule.

De même que dans l'ulcère syphilitique il faut modifier la surface ulcéreuse, en même temps qu'on lutte contre la diathèse qui l'a produite, de même, dans la dégénérescence pulmonaire phymique, il faut modifier la surface malade, en même temps qu'on agit sur l'état général dont elle n'est que la manifestation.

On remplit la première indication en faisant inspirer des vapeurs d'iode; la seconde, en donnant à l'intérieur de l'iodure de potassium. J'aime mieux l'iodure de fer.

M. Piorry, à qui la médecine iodée doit beaucoup, s'exprime ainsi dans son *Atlas de plessimétrisme*, à propos des inspirations d'iode :

« Des résultats remarquables, des améliorations inespérées, des guérisons même furent obtenues à la Pitié ou dans ma pratique particulière. Tels sont, par exemple, les faits suivants :

» *Première observation.* — Un horloger, âgé de soixante ans, présentait de vastes cavernes à gauche, au niveau de l'angle inférieur de l'omoplate; elles étaient entourées d'un tissu dur. Cet homme crachait des quantités considérables de pus; et ce fut une chose bien remarquable que de voir, à quarante-huit heures de distance et sous l'influence de la vapeur d'iode, diminuer d'une manière graduée et successive l'espace occupé par la *matité*, et de façon à ce qu'en moins de deux mois, ce malade, très amaigri, hypémique au suprême degré, revint complètement à la santé.

» *Deuxième observation.* — Une jeune demoiselle de Melun, traitée par l'honorable docteur Fantin, médecin de cette ville, et par moi, présentait au sommet du poumon droit des indurations et des cavernes pneumo-phymiques très manifestes. Elle était hydrémique et hypémique, et expectorait des crachats puriformes. Sous l'influence des vapeurs d'iode, d'un régime réparateur et de bons soins hygiéniques, cette demoiselle s'est rétablie, à ce point qu'il reste à peine un peu de matité au sommet du poumon droit, et que les évacuations périodiques, suspendues depuis longtemps, sont reparues et s'accomplissent d'une manière régulière.

» *Troisième observation.* — Un ouvrier bottier, entré, il y a seize mois, à l'hôpital de la Pitié pour une splénopathie, dont l'alcoolé de quinine le guérit complètement, était en même temps atteint de vastes indurations et d'excavations pulmonaires à droite et en haut. Le malade expectorait des matières *pyoïdes* et *nummulaires*. Un amaigrissement considérable avait lieu, et les autres symptômes de la phyménie chronique se dessinaient d'une manière évidente. Sous l'influence des vapeurs d'iode, cet homme, un an après, ne présentait plus, lors de mon examen, aucune trace de ces accidents.

» *Quatrième observation.* — Une dame, âgée de vingt-trois ans, dit M. Chartroule dans sa brochure sur l'*Emploi direct de l'iode pur dans le traitement de la phthisie pulmonaire,* et de tempérament lymphatique, avait été prise, à la suite d'une seconde parturition, d'une toux assez fréquente qu'elle attribuait à un rhume négligé, d'hémoptysies répétées, d'inappétence, d'une faiblesse progressive et d'une maigreur assez considérable. Après un traitement qui n'eut pas de succès, elle fut soumise, sur la consultation d'un professeur de l'école, à l'huile de foie de morue et au sulfate de quinine. Le sulfate de quinine était donné dans le but de couper la fièvre qui apparaissait régulièrement tous les soirs. Ce second traitement n'eut pas plus de succès que le premier, et les médecins jugèrent que la malade n'avait aucune chance de guérison. C'est sur ces entrefaites que je fus appelé. Voici ce que j'observai : Une toux fréquente avec augmentation pendant la nuit, insomnie prolongée, crachats mousseux, quelques-uns opaques et d'une coloration verdâtre; la poitrine accuse de la matité dans tout le côté gauche; il s'y fait entendre un râle sous-crépitant, mêlé de quelques craquements rares et dispersés. Je prescrivis d'abord pour tout traitement de fumer une demi-cigarette iodée chaque jour [1]; mais dès le lendemain j'en fis fumer une entière, et le troisième jour, deux. Dès ce moment, voyant que la médication iodée était parfaitement acceptée, je passai aux inspirations à l'état pur. Un amendement notable s'ensuivit et augmenta sans interruption. Au bout de trois mois, la malade condamnée par des médecins compétents, et qui en était évidemment à la première période de la phthisie, avait repris assez de force pour faire un voyage de deux cents lieues sans être accompagnée de personne. Arrivée dans le midi de la France, elle a suivi pendant quelque temps le traitement par les inspirations. Aujourd'hui son état est tel,

[1] Il serait à désirer que M. Chartroule n'eût pas été si avare de renseignements; qu'il nous eût dit, par exemple, dans son ouvrage, quelle dose d'iode renfermaient ses cigarettes.

que tous les symptômes inquiétants ont disparu, qu'elle a repris les habitudes de la vie ordinaire, et qu'elle a cessé toute espèce de médication.

» *Cinquième observation.* —Un homme de quarante ans portait depuis cinq mois des indurations et des cavernes tuberculeuses à la partie postérieure et moyenne du poumon droit; il expectorait des quantités très grandes de crachats nummulaires et purulents. Son seul traitement consista dans des inspirations d'iode et dans des frictions pectorales avec la teinture iodée. Le régime prescrit fut un régime réparateur. Sous ces influences réunies, et dont la plus active fut, à notre avis, l'action directe de l'iode en émanation sur les organes respiratoires, il se produisit les changements suivants : L'engorgement plessimétriquement mesuré, et qui porte une dimension de seize centimètres d'un côté à l'autre et de quatorze de haut en bas, diminue chaque jour d'à peu près cinq millimètres; les crachats deviennent moins abondants, la fièvre cesse, le sang et les forces se réparent; enfin, après un mois de traitement, la percussion donne à peine quelques traces de matité, et l'auscultation ne fait plus entendre de ronchus caverneux. L'amélioration est telle, qu'après quelques mois de traitement, le malade, qui paraissait à l'agonie avant l'inspiration de l'iode, peut se rendre à pied à une distance de quinze lieues de Paris, sans en être incommodé le moins du monde. »

Lorsqu'il y a des cavernes trop étendues, lorsqu'il y a dans l'épaisseur du parenchyme pulmonaire des dépôts très considérables de pus, l'iode est, comme tous les autres médicaments, d'une impuissance absolue; il ne peut empêcher l'infection purulente de se produire; il ne peut prévenir la mort. Mais à une période encore éloignée de ces accidents ultimes de résorption putride, M. Piorry a pu constater, et les nombreux élèves qui ont, depuis sept ou huit ans, suivi son service, ont pu le constater comme lui, qu'une cinquantaine d'individus atteints de phthisie pulmonaire ont été guéris sous l'influence de son traitement iodé. Et c'est sous l'influence des vapeurs seules d'iode, sous l'influence de la médication que j'appelais tout à l'heure locale, que de pareils résultats ont été obtenus. C'est que, locale en apparence, puisqu'elle agit directement sur l'organe malade, puisque les vapeurs iodées sont mises immédiatement en contact avec les surfaces pulmonaires tuberculeuses, cette médication est générale aussi, et agit sur toute la constitution, en ce sens que, mélangées à l'air qui sert à l'hématose, les vapeurs iodées viennent se mettre en contact avec le sang pour lui communiquer des propriétés vitales nouvelles. Le sang n'est plus seulement oxygéné, il est *iodé*, et alors il agit par excellence comme modificateur général, en servant à la nutrition des organes.

Préconisé dans le traitement des affections tuberculeuses par MM. Lugol, Buttura, Dupasquier, Andral, etc., à qui il a rendu d'immenses services, l'iodure de fer devra compléter l'action générale des vapeurs iodées. C'est en parlant de ce précieux agent thérapeutique que MM. Dupasquier et Boissière écrivaient dans la *Gazette médicale*, en 1842 : « Au bout de quelques jours, on observe une amélioration prompte et presque la suppression des crachats, la diminution de la toux et de l'oppression, la diminution, puis la suppression des sueurs, le ralentissement de la circulation, la diminution de la chaleur de la fièvre; le rétablissement des forces et de l'appétit, etc.... Quelquefois tous ces phénomènes se font remarquer en même temps; d'autres fois, ils sont isolés. En définitive, ce nouveau médicament que nous avons introduit dans la pratique médicale exerce une action puissante sur l'organe pulmonaire; il produit le plus souvent une amélioration prompte et notable des symptômes de la phthisie, amélioration qu'on ne pourrait attendre d'aucun des remèdes employés contre cette maladie. »

Voilà la médication que j'appelle générale. Isolées, ces deux méthodes de traitement peuvent arriver au même résultat, à la guérison de la phthisie ou plutôt à l'arrêt de ses manifestations. Il est rationnel de le croire, et l'expérience le prouve; mais évidemment leur action sera bien plus prompte si elles sont simultanément appliquées. C'est dans cette vue qu'au mois d'octobre 1852, un de mes amis, le docteur Kauffman, ayant à traiter à Paris un boulanger âgé de vingt-six ans, qui présentait tous les signes locaux et généraux de la tuberculisation pulmonaire, je lui suggérai l'idée d'employer en même temps les vapeurs d'iode et l'iodure de fer en pilules. Après trois mois de ce traitement, secondé par une bonne hygiène, tous les symptômes de la maladie avaient disparu, et l'individu put se livrer comme avant à ses occupations habituelles.

Sixième observation. — Le 14 juillet 1853, je fus appelé à donner des soins à une jeune fille, Mlle M. L..., âgée de douze ans. D'un tempérament essentiellement lymphatique, d'une constitution délicate, cette jeune personne présentait du reste plusieurs des symptômes de la diathèse scrofuleuse. Sa peau fine et blanche prenait une teinte d'un rose tendre à l'approche des orifices muqueux, qui étaient eux-mêmes très colorés ; ses chairs étaient bouffies, le ventre proéminent. Ce qui attira principalement mon attention, ce fut une tumeur grosse comme une noix environ, et siégeant au côté gauche de l'appendice xiphoïde ; elle était noueuse, légèrement fluctuante, et ne présentait aucun symptôme inflammatoire. Les troubles physiologiques qu'elle déterminait dans l'accomplissement des phénomènes de la digestion avaient sans doute décidé le médecin qui la soignait avant moi à la recouvrir d'un emplâtre de poix de Bourgogne. Après l'ingestion d'une quantité même très faible d'aliments solides ou liquides, l'estomac devenait énorme et surtout excessivement douloureux, et lorsqu'elle prenait le repas du soir un peu plus tard que de coutume, elle ne dormait pas de la nuit, tant était pénible la digestion des aliments même les plus légers. De quelle nature était cette tumeur, et que fallait-il faire pour en débarrasser notre jeune malade? telles étaient les questions qui se présentèrent naturellement à mon esprit. Il va sans dire que je me réservai le droit, quelle que fût la nature de cette tumeur, de refaire, par l'emploi prolongé de modificateurs généraux, la constitution détériorée de cette enfant.

Un premier examen me laissa complètement dans le doute sur la nature de cette tumeur. Cependant, malgré l'hésitation de mon diagnostic, à l'aspect général de la malade, à son état lymphatique très prononcé, je fis enlever l'emplâtre de poix de Bourgogne, et prescrivis, à la place, des frictions avec de la pommade d'hydriodate de potasse. Le 19 du même mois, une seconde visite me mit sur la voie de ce que j'avais à faire : j'appris que depuis quelques jours Mlle M.... était en proie à une petite toux sèche, persistante, qui n'était suivie d'aucune expectoration ; ses forces diminuaient tous les jours, et ses parents attribuaient cette faiblesse toujours croissante à des sueurs abondantes qui se renouvelaient chaque nuit. Ces circonstances me décidèrent à examiner avec attention les organes respiratoires, et voici ce que je constatai : La percussion, avec le plessimètre de M. Piorry, me fit entendre au-dessous de la clavicule gauche un son plus obscur qu'à l'état normal, et mon doigt rencontra dans le même point une diminution de l'élasticité thoracique. En appliquant l'oreille alternativement sur l'un et l'autre côté de la poitrine, je pus apprécier un défaut de rapport entre la manière dont s'exerçait la respiration dans les deux poumons. Dans le gauche, en effet, à l'endroit limité par la percussion, je constatai, quoiqu'avec assez de difficulté, un affaiblissement du murmure vésiculaire ; avec ces signes plessimétro-sthéthoscopiques coïncidait une moins grande mobilité des côtes sous-claviculaires gauches, et je diagnostiquai un commencement de phthisie pulmonaire, suite de la diathèse scrofuleuse à laquelle était depuis long-temps en proie cette pauvre enfant, et contre laquelle aucun traitement, si ce n'est *l'emplâtre de poix de Bourgogne*, n'avait encore été employé. La diathèse scrofuleuse avait dans ce cas, ainsi que cela arrive dans beaucoup d'autres, joué le rôle de *prédisposition* relativement à l'état tuberculeux qui commençait à se manifester.

Ces investigations firent changer mes idées ou plutôt fixèrent mes idées sur la nature de la tumeur épigastrique. Dans le principe, je n'aurais pas été éloigné d'admettre qu'elle pouvait être le résultat d'une hernie stomacale [1] ou encore un abcès symptomatique d'une carie costale, et, à partir de ce moment, je la considérai comme une hypertrophie tuberculeuse de quelques ganglions gastro-épiploïques.

Je fis donc continuer les frictions avec la pommade d'hydriodate de potasse, et je prescrivis en outre des inspirations de vapeur iodée et un électuaire à l'iodure

[1] Quoique Boyer et Scarpa aient nié l'existence de ces hernies, près de l'appendice xiphoïde, Garengeot, dans son mémoire sur *Plusieurs Hernies singulières* (mémoire de l'Académie de chirurgie), a décrit des tumeurs analogues à celle que j'avais sous les yeux, et l'autopsie lui a démontré qu'elles n'étaient autre chose que des hernies stomacales.

ferreux. Sous l'influence de cette médication essentiellement anti-scrofuleuse et anti-phthisique, la santé générale s'améliora, les digestions devinrent plus faciles, l'estomac ne gonfla plus après l'ingestion des aliments, et dès les premiers jours du mois de novembre, c'est-à-dire après trois mois et demi environ de traitement, la tumeur avait complètement disparu. Quant aux signes de phthisie dont j'avais constaté l'existence, je n'en retrouvai aucun le 15 décembre, et aujourd'hui la santé de cette demoiselle est parfaite.

Septième observation. — M. X....., âgé de trente-deux ans, d'une constitution chétive, d'un tempérament lymphatico-nerveux, avait, depuis 1850 et à des époques assez rapprochées, craché des quantités assez considérables d'un sang vermeil et spumeux. Chaque fois qu'un *crachement* pareil devait avoir lieu, le malade en avait conscience quelques jours avant; il sentait comme un resserrement, comme une constriction de la poitrine, et après ces phénomènes pathognomoniques, il entendait dans quelques points indéterminés de la poitrine un *glouglou* particulier, qui annonçait l'approche du vomissement. Contre cette pneumorrhagie en quelque sorte périodique et symptomatique d'une dégénérescence tuberculeuse croissante du tissu pulmonaire, on avait prescrit l'huile de foie de morue; plusieurs émissions sanguines avaient aussi été pratiquées sans succès dans le même but. Le 9 novembre 1853, ce jeune homme vint me demander des conseils; je l'examinai avec soin, et je pus constater que le poumon gauche présentait au-dessous de la clavicule, et dans une étendue assez considérable, une caverne dont la nature, vu les symptômes que présentait d'ailleurs le malade, ne pouvait être que tuberculeuse. Ces symptômes consistaient en une toux fréquente, une expectoration de crachats striés de lignes jaunes, une dyspnée et une oppression très fortes, des sueurs nocturnes abondantes, des troubles de la digestion, une soif vive, une grande prostration des forces, etc. Je prescrivis de l'iode en vapeurs et de l'iodure de fer à l'intérieur. Après un mois de ce traitement, les accès fébriles ne reparaissaient plus, les sueurs nocturnes étaient à peu près supprimées complètement, la respiration était beaucoup plus facile, l'oppression moins forte, et les forces revenaient d'une manière assez sensible pour que le malade pût faire des promenades assez longues sans en être incommodé. Mais le mal n'était pas vaincu, mon traitement ne l'avait pas encore détruit dans sa source; une nouvelle hémorrhagie survint, qui fut mise sur le compte de la médication iodée, et immédiatement vapeurs et pilules, tout fut mis de côté. Chose inouïe! l'huile de foie de morue n'avait été accusée d'impuissance qu'après trois ans de persévérants efforts, alors qu'au lieu de produire une amélioration dans l'état du malade, elle n'avait en rien arrêté les progrès du mal, tandis que le double traitement iodé que j'avais prescrit, quoiqu'il eût amené, au bout d'un mois, un amendement bien marqué de tous les symptômes graves de la maladie, a été rejeté dédaigneusement comme n'ayant pu prévenir le retour de ces hémorrhagies, qui peut-être, au moins vingt fois depuis 1850, s'étaient périodiquement produites. C'est le sort de toutes les innovations médicales ou autres; combattues d'abord, acceptées un peu plus tard avec indifférence, elles finissent enfin par occuper la place qui leur est due, et ceux-là mêmes qui les avaient combattues dans le principe avec le plus d'énergie et d'opiniâtreté, en deviennent les premiers et les plus zélés partisans.

Si notre malade eût cru, comme Voltaire, que la fièvre et le quinquina nous venaient de la destinée, très bien, alors il eût abandonné son mal aux ressources de la nature, après avoir mis de côté celles de la médecine. Mais non, c'est qu'outre la maladie organique dont il était atteint, il avait encore la maladie morale de ne pouvoir se résoudre à la condition de temps imposée à la guérison de tout état morbide, et, profitant, pour rompre avec le traitement iodé, de l'hémorrhagie accidentelle survenue pendant son application, il est allé demander ailleurs des révulsifs cutanés. Sans doute l'effet de cette médication n'a pas été satisfaisant, puisque, quelque temps après, c'était un *spécialiste* de la capitale qui lui envoyait ses médicaments par la poste. Pas plus heureux que nous, le spécialiste a encore été mis de côté, et le mal n'est pas encore vaincu. Plaise à Dieu que la nature suffise pour produire cet heureux résultat!

Si je me suis emparé de ce fait, c'est non-seulement pour faire ressortir une fois de plus les avantages qu'on peut retirer de la double médication iodée, dans le traitement de la phthisie pulmonaire [1], mais aussi pour montrer combien sont grandes les difficultés pratiques, pour faire voir aux détracteurs de la médecine, que si elle est si souvent impuissante, c'est aux malades eux-mêmes qu'il faut s'en prendre, dans le plus grand nombre des cas, et non aux médicaments qui leur sont prescrits.

Aux moyens thérapeutiques que je viens d'exposer, s'ajoutent naturellement des ressources hygiéniques qui peuvent, dans certains cas, concourir à préserver de la phthisie, et quelquefois aussi contribuer à sa guérison. C'est ainsi que certaines modifications des influences nombreuses qui agissent sur la santé de l'homme, sont plus utiles que d'autres dans le traitement de la diathèse tuberculeuse, et pour être autant que possible complet dans cette question, regardée à tort comme secondaire par quelques praticiens, je

[1] Nous avons vu, en effet, qu'après un mois de cette médication, les accès fébriles ne reparaissaient plus, les sueurs nocturnes étaient supprimées, les forces revenaient sensiblement, etc., etc.; c'était là une notable amélioration.

passerai successivement en revue les diverses classes qui composent la *matière* de l'hygiène.

Circumfusa et applicata. — Bien que la phthisie puisse se développer partout et sous toutes les latitudes du globe, nous avons vu cependant qu'elle était plus fréquente dans les pays où la température présente des variations brusques et irrégulières. C'est pour cela qu'il faut recommander aux personnes atteintes de cette maladie, d'habiter autant que possible un pays où la température soit chaude, constante et régulière. Ces conditions climatériques favorables se trouvent réunies au plus haut degré dans l'île de Madère. M. Andral croit que pendant l'hiver, Rome est le séjour qui convient le mieux aux phthisiques ; le nord de l'Italie lui paraît préférable à partir du mois de mai; puis il conseille de parcourir la Suisse pendant le reste de la saison.

Plusieurs médecins, et Laënnec entre autres, ont pensé que l'air de la mer jouissait d'une propriété favorable aux phthisiques; mais, basée sur un trop petit nombre de faits pour avoir quelque valeur, cette opinion n'est adoptée que par un très petit nombre de praticiens; il en est de même de l'air des étables, dont l'action bienfaisante est encore fort douteuse.

Quant aux vêtements, on ne saurait être trop sévère sur la nature de ceux qui conviennent le mieux aux personnes atteintes de tubercules pulmonaires, et l'on ne saurait trop généraliser l'emploi de la flanelle, recouvrant le corps de la tête aux pieds. Il est généralement admis, et avec raison, que ce genre de vêtement, une fois adopté, le malade ne doit plus le quitter. Cependant, en raison des sueurs nocturnes abondantes auxquelles sont sujets les malades qui font l'objet de notre étude, je crois qu'il ne serait pas un mal de suspendre leur usage pendant la nuit. Toutefois, pour ce qui a trait aux vêtements, le but hygiénique sera atteint lorsque, par la nature de leur tissu, leur élasticité, leur poids et leur pouvoir calorigène, ils maintiendront le corps dans une température toujours égale.

Gesta. — Chaque fois que la maladie n'a pas dépassé la première période de désorganisation, lorsqu'elle n'est encore qu'au premier degré, les voyages sont généralement utiles; les distractions, de quelque nature qu'elles soient, pourvu qu'elles ne consistent pas en exercices gymnastiques trop violents, ne peuvent qu'exercer une heureuse influence sur sa marche et sa terminaison. Les anciens avaient souvent remarqué que la navigation, soit à cause de l'air maritime respiré par ceux qui s'y livrent, soit par la perturbation profonde produite sur eux par le mal de mer; les anciens, dis-je, avaient remarqué que la navigation arrêtait souvent les progrès de la phthisie; aussi recommandaient-ils toujours à leurs clients riches, atteints de cette maladie, de faire quelques voyages sur mer.

Percepta. — Il faudra éloigner des malades toute cause de préoccupation morale, leur recommander surtout de ne pas se livrer avec trop d'ardeur aux travaux intellectuels. Les chagrins, les passions tristes, ainsi que l'avait observé Laënnec, épuisent lentement la force de résistance vitale, et, enlevant ainsi aux phthisiques une de leurs armes les plus puissantes pour lutter contre les progrès du mal, ils lui ouvrent une voie facile et hâtent le plus souvent sa terminaison fatale.

GENITALIA. — Les phthisiques ont généralement une tendance bien marquée à se livrer aux plaisirs de l'amour; ils en usent même le plus souvent sans réserve, et, épuisant ainsi progressivement leurs forces par des pertes fréquentes et une surexcitation nerveuse très énergique, ils marchent d'un pas rapide vers la tombe. Il faudra donc recommander aux personnes qui ont une prédisposition à devenir phthisiques, et à plus forte raison à celles qui sont déjà manifestement atteintes de cette diathèse, de se priver absolument de cette jouissance physique. Le mariage devra leur être interdit, non-seulement dans leur intérêt propre, mais encore et principalement dans celui des enfants qui pourraient naître de leur union.

INGESTA. — Il existe généralement, chez les personnes atteintes de phthisie pulmonaire une grande tendance aux inflammations intestinales; aussi est-il, par-dessus tout, nécessaire de leur prescrire une alimentation qui soit à la fois très réparatrice et d'une digestion aisée. Cette tendance aux phlegmasies des organes digestifs est sans doute le motif qui a décidé un grand nombre de praticiens à recommander la diète lactée. Une fausse interprétation de la nature de ces phlegmasies a pu seule faire commettre une pareille erreur de diététique. Ce n'est pas en effet un travail inflammatoire aigu qui se produit sur la muqueuse intestinale, ce n'est pas une phlegmasie sthénique qui se développe dans les organes digestifs, sous l'influence de la diathèse phymique, c'est un phénomène passif en quelque sorte, c'est une inflammation asthénique qui réclame des stimulants toniques et non des affaiblissants; et la preuve, c'est qu'il n'y a pas, comme dans les entérites ordinaires, augmentation de la fibrine dans le sang, ce principe constituant du fluide nutritif n'augmentant dans la phthisie, et encore le plus souvent d'une manière insensible, qu'à la période de ramollissement des masses tuberculeuses. C'est pour cela que nous recommandons une nourriture succulente, réparatrice, facile à digérer (viandes blanches, gelées, thé de bœuf, bière, vin de Bordeaux, etc.), et que nous proscrivons comme contraires et nuisibles, même dans les dernières périodes, les laitages et la diète absolue.

DES EAUX

DE PÉRIGUEUX,

considérées

SOUS LE POINT DE VUE DE L'HYGIÈNE.

> Abondance et pureté sont deux conditions que l'on ne doit jamais perdre de vue dans les entreprises ayant pour objet de fournir à une ville l'eau nécessaire à ses besoins.
>
> (GUÉRARD.)

Au premier rang des modificateurs de la matière et de l'économie vivante, se trouvent deux agents naturels, dont l'action, concordante plutôt qu'antagoniste, coïncidente plutôt qu'isolée, fait que nous les plaçons sur la même ligne, en attribuant à chacun d'eux une importance égale. Ces deux agents, dont l'état de pureté constitue une des conditions *sine quâ non* de la vie animale, sont l'*eau* et l'*air atmosphérique*.

Par le rôle important qu'elle joue dans tous les phénomènes physiques, chimiques ou physiologiques, l'eau, dont on croirait, au premier abord, pouvoir plus facilement se passer que d'air, est tout aussi indispensable que ce dernier à l'accomplissement des fonctions vitales : « Élément constituant des tissus organisés et des fluides qui les baignent, elle sert de véhicule à tous les principes simples ou composés que le mouvement nutritif appelle à faire partie ou à sortir de la trame solide des organes et des divers produits de sécrétion; et, après avoir été, pendant la vie, l'agent indispensable de toutes les fonctions, c'est encore elle qui, après la mort, se trouve en quelque sorte chargée, en grande partie du moins, de restituer au règne organique les éléments que lui avaient empruntés les corps organisés, pendant la courte durée de leur existence [1]. »

Les anciens regardaient l'air comme la nourriture principale de l'homme, *homo vescitur aere*. Suivant qu'il est froid ou chaud, sec ou humide, altéré

[1] GUÉRARD, *Thèse de concours pour la chaire d'hygiène.*

de telle ou de telle manière par une modification des principes qui le constituent, il imprime à l'économie des changements divers, et peut devenir, dans certaines conditions, impropre à *nourrir* les organes. On peut en dire autant de l'eau, *homo vescitur aquâ*, et la preuve, c'est que partout où l'homme fait usage d'eaux insalubres, il est exposé à des maladies dont rend compte généralement l'analyse des eaux qui lui servent de boisson ordinaire; en sorte que l'état sanitaire d'une ville est toujours en rapport avec la *qualité* et la *quantité* des eaux qui servent à son alimentation. De Jussieu était bien pénétré de cette pensée fondamentale d'hygiène publique, lorsqu'il écrivait dans l'*Histoire de l'académie royale des sciences :* « La bonne qualité des eaux étant une des choses qui contribuent le plus à la santé des citoyens d'une ville, il n'y a rien à quoi les magistrats aient plus d'intérêt qu'à entretenir la salubrité de celles qui servent à la boisson commune des hommes et des animaux, et à remédier aux accidents par lesquels ces eaux pourraient être altérées, soit dans le lit des fontaines, des rivières et des ruisseaux où elles coulent, soit dans les lieux où sont conservées celles qu'on en dérive, soit enfin dans les puits d'où naissent des sources. »

C'est qu'en effet, l'un des besoins les plus impérieux de l'homme, est de réparer les pertes en eau que lui fait subir, à chaque instant, le jeu des organes; et la nature intelligente et sage a fait qu'instinctivement, les animaux savent découvrir et reconnaître les eaux les mieux appropriées à cette destination.

Plus que nous hygiénistes sous ce rapport, les peuples de l'antiquité comprenaient combien il était nécessaire de fixer leurs demeures dans des lieux où la nature leur offrît les eaux nécessaires à tous leurs besoins, et les populations nomades elles-mêmes prenaient toujours pour but de leurs excursions un ruisseau limpide, une source naturelle ou une fontaine abondante. Pour remonter encore plus haut, nous dirons que chez les peuples pasteurs, la peine et le mérite d'avoir découvert une source cachée constituaient une sorte de droit de propriété, dont ils se montraient excessivement fiers et jaloux. Dans la *Genèse* (chap. XXI, vers. 25), il est question d'une querelle survenue à ce sujet entre Abraham et Abimelech : « *Abraham fit ses plaintes à Abimelech au sujet d'un puits plein d'eau, dont les serviteurs d'Abimelech s'étaient emparés par violence.* » La preuve encore qu'ils ajoutaient un grand prix à la possession d'une eau pure et abondante, c'est qu'un des puissants moyens de vengeance qu'ils exerçaient contre leurs ennemis, était de combler les puits que ces derniers avaient creusés ; aussi les Philistins (*Genèse*, chap. XXVI, vers 15), jaloux du bonheur d'Isaac, *bouchèrent et remplirent de terre tous les puits qui avaient été creusés du temps et par les serviteurs d'Abraham son père.*

A mesure que les peuples sentirent le besoin de se réunir en société, ils se bâtirent des villes, en ayant le soin de choisir, pour les construire, un point du sol où l'eau se trouvât en grande abondance ; et pour satisfaire plus commodément à leurs besoins domestiques, ils inventèrent des appareils chargés de la distribuer dans leurs divers quartiers. Ainsi, le berceau de la science hydraulique remonte à la plus haute antiquité ; la Perse, l'ancienne Arachosie, Persépolis, etc., attestent par les ruines des larges conduites d'eau en pierre ou en poterie qu'on y rencontre, l'existence d'un vaste système d'irrigation.

Les Romains ont surpassé tous ces peuples par la hardiesse et la magnificence des monuments hydrauliques dont ils ont couvert le monde entier. Partout, en effet, où ils étendaient leurs conquêtes, ils s'empressaient d'ériger ces monuments gigantesques, comme pour témoigner, aux yeux de la postérité, du prix qu'ils ajoutaient à la jouissance d'une grande quantité d'eau. Peut-être était-ce un peu à ses soixante-dix mille pouces d'eau (un milliard quatre cents millions de litres), que Rome, au temps de sa prospérité, devait d'avoir des citoyens si forts et si courageux : « Les aqueducs romains, dit Guérard (ouvrage cité, page 59), alimentaient autrefois les sept cents abreuvoirs, les cent cinq fontaines jaillissantes, les thermes et les naumachies; ils envoyaient dans le grand cloaque cette masse d'eau énorme, qui faisait donner à cet égout le nom de *fleuve Coacal,* et qui, les jours de pluie, lorsqu'on y faisait dégorger les sept aqueducs à la fois pour en enlever toutes les immondices, le changeaient en un torrent impétueux. »

L'Espagne fut admirablement partagée sous le rapport des grands monuments hydrauliques romains, et l'aqueduc de Ségovie est digne de soutenir la comparaison avec ceux de la capitale elle-même de l'Empire. « Il commence à trois lieues de Ségovie, près des montagnes de Tonfria, à la source de Rio-Frio. Il conduit ses eaux par un circuit, à travers les montagnes nommées *los Hoyos*, près de la venta de Santillana, jusqu'à la maison qu'on voit sur le chemin de Saint-Ildephonse : c'est là que commence cette suite d'arcs admirables, qui portent les eaux à la hauteur de la ville de Ségovie, jusqu'à la petite place de l'église Saint-Sébastien, où il communique à des conduits souterrains [1]. »

Maîtres de l'Espagne après la chute de l'Empire, les Arabes imitèrent et surpassèrent même les Romains dans l'art hydraulique, et c'est en parlant de Grenade, si admirablement favorisée sous le rapport de ce genre de constructions, que M. de Laborde a encore écrit dans son *Voyage pittoresque*, etc. : « La

[1] *Voyage pittoresque et historique de l'Espagne*, par Alexandre de Laborde, t. II, page 20.

ville et la plaine profitent encore des canaux et des aqueducs construits par eux (les Arabes) ; et l'art qu'ils avaient d'entretenir la fraîcheur dans l'intérieur de leurs maisons au moyen de jets d'eau, de cascades et de bassins revêtus de marbre, est encore pratiqué aujourd'hui avec succès par les gens riches de Grenade. »

L'Italie, long-temps célèbre aussi par la construction de ses monuments destinés à la conduite des eaux, fut effacée par la France sous le règne de Louis XIV. Les grands et admirables travaux exécutés alors à Versailles par les ordres du puissant roi, placèrent notre pays au premier rang ; la science de l'équilibre et du mouvement des liquides s'y montra à son plus haut degré de perfectionnement.

Ce court aperçu historique nous montre le prix que les peuples, à l'époque de leur grandeur et de leur puissance, ont toujours ajouté aux monuments et aux grandes constructions hydrauliques.

Meilleure est l'hygiène d'un peuple ou d'une ville,

plus puissant et plus fort est ce peuple, plus courageux sont les habitants de cette ville; et comme en hygiène publique, l'eau est l'agent qui joue le rôle principal, son étude doit intéresser au plus haut degré le médecin et l'administrateur. *Abondance* et *pureté*, telles sont les deux conditions indispensables dont on doit s'occuper avant tout et toujours, dans les entreprises qui ont pour but de fournir à une ville l'eau nécessaire à ses besoins. C'est pour me conformer à cet ordre établi par tous les hygiénistes mes maîtres, que je m'occuperai, d'une manière générale d'abord, de la *quantité* et de la *qualité* des eaux qui doivent alimenter une ville, pour faire ensuite une application de cette étude à notre cité périgourdine.

Pour ce qui concerne nos besoins personnels, nous consommons d'autant plus d'eau que nous la recevons en plus grande abondance et avec moins de fatigue; aussi, pour subvenir à toutes les destinations diverses auxquelles elle peut être appliquée dans une ville, il est indispensable qu'elle soit abondante et commode. M. Darcy, qui s'est occupé pendant de longues années, tant en France qu'en Angleterre, de l'étude des eaux destinées à alimenter une agglomération plus ou moins considérable d'individus, reconnaît que le chiffre de cent trente litres, et au moins cent litres par jour et par personne, est nécessaire pour subvenir à tous les besoins. Lord *Brougham*, dans un travail qu'il a publié, il y a quelques années, sur les *Machines et leurs résultats*, a fait ressortir les immenses avantages qui résultent, pour une ville, d'une distribution d'eau faite sur une vaste échelle, et en parlant de Londres, alimentée par des porteurs d'eau avant la canalisation de la *Nouvelle-Rivière (New-River)*, d'où partent des tuyaux qui se répandent dans tous les quartiers, il dit qu'au moyen des bras « on n'aurait pas même pu songer à un approvisionnement tel que celui qui a lieu aujourd'hui, car pour fournir à chacune des maisons de Londres huit à dix gallons d'eau (trente-six à quarante-cinq *litres)* seulement, en allant les chercher à des fontaines plus ou moins éloignées des habitations à desservir, il eût fallu y envoyer environ douze mille hommes, à raison de deux *shillings* (deux francs quarante centimes) par jour ; mais, pour deux cents gallons (neuf cents litres), il eût fallu près de deux cent quarante mille individus, c'est-à-dire un nombre égal à celui de tous les hommes valides que renferme actuellement la métropole ; ce qui, toujours à raison de deux *shillings* (deux francs quarante centimes) chacun, eût occasioné une dépense d'environ neuf millions de livres sterling (près de deux cent vingt-sept millions de francs) par année. Il est évident qu'on n'aurait pas pu employer un tel nombre d'hommes à cet office, et que, s'il n'y avait pas eu d'autre moyen d'approvisionner Londres d'eau que celui d'avoir recours aux bras de l'homme, cette ville n'aurait pu atteindre qu'une faible fraction de son étendue et de sa population actuelles..............

» Le bon marché actuel de cet article de consommation résulte de l'emploi de la puissance mécanique ; il procure de l'occupation à infiniment plus d'individus qu'on n'eût pu en occuper, si l'on eût persévéré dans un système grossier et prodigue, qui appartenait à des temps anciens d'ignorance et de misère. »

Grâce aux applications de ces *puissances mécaniques*, bon nombre de villes sont aujourd'hui bien alimentées, et pour donner une idée du chiffre approximatif de l'eau que chacune d'elles devrait avoir à sa disposition, je vais tracer un tableau indiquant : 1° le nom de quelques villes ; 2° l'origine des eaux qui les alimentent ; 3° le nombre de pouces d'eau potable distribués par jour dans chacune d'elles ; 4° enfin, la quantité de litres par jour et par habitant :

NOM DES VILLES.	ORIGINE des EAUX.	NOMBRE DE POUCES d'eau potable distribués par jour.	QUANTITÉ DE LITRES par jour et par habitant.
Angoulême (Charente).........	Rivière ..	Environ 30........	35 à 40
Toulouse (Haute-Garonne)...	Rivière ..	208 à 260.........	62 à 78
Narbonne (Aude)..............	Rivière ..	*Maximum* 100...	80 à 85
Dijon (Côte-d'Or)...............	Source...	252 à 900..........	198 à 618
Grenoble (Isère).................	Source...	Moyenne 80.......	60 à 65
Montpellier (Hérault)..........	Sources..	Environ 100.......	50 à 60
Clermont (Puy-de-Dôme).....	Source...	Moyenne 75.......	50 à 55
Vienne (Isère).....................	Sources..	Environ 40........	60 à 65
Metz (Moselle)...................	Source...	40 à 45............	20 à 25
Le Hâvre (Seine-Inférieure)..	Sources..	Moyenne 75.......	40 à 45
Périgueux (Dordogne).........	Source...	22 à 23............	33 à 34
Londres (Angleterre)...........	Rivières.	»............	95
Gênes (Sardaigne)...............	Sources..	»............	100 à 120
Philadelphie (États-Unis).....	Rivières.	»............	60 à 70
Rome (États-Romains)........	Sources..	7,500...............	944

La ville de Périgueux, comme on le voit par ce tableau, se trouve dans la catégorie de celles qui sont le moins bien partagées, et les quatre cent quarante-neuf mille neuf cent vingt-huit litres d'eau dont elle peut disposer par jour ne peuvent remplir les indications hygiéniques que réclame son état sanitaire, et ne peuvent alimenter les bornes-fontaines qu'il serait utile d'établir pour répondre à deux objets principaux et indispensables de l'hygiène publique, les *arrosements* et les *puisages particuliers*. Il semble que l'ancienne ville, posée comme en amphithéâtre du côté du sud-est, par cela sans doute qu'elle est baignée dans son étage inférieur par les eaux de l'Isle, ait dû être privée du bénéfice des bornes-fontaines. Je regrette de ne m'être pas imposé la tâche, en commençant ce travail, de faire une étude hygiénique de cette partie si négligée de notre ville : les rues comprises entre l'hôtel de la préfecture, la rivière, la cathédrale, les rues de tous les bas quartiers en un mot, sont, comme le disait le docteur Parrot dans son *Histoire de la suette périgourdine*, page 23, *étroites et tortueuses ; les maisons y sont construites sans goût et à rebours des plus simples indications hygiéniques*. La plupart des habitations de ce quartier n'ont jour, en effet, que sur des cantons ou des impasses, d'où s'exhalent des émanations malsaines, parce que les eaux de pluie en font seules les frais d'arrosement. Les débris des matières organiques employées pour les besoins des ménages pauvres qui l'habitent, le produit du balayage de ces vieilles masures, des matières fécales même, sont déposés dans les recoins de ces cantons privés d'air et de lumière, et constituent autant de foyers d'infection miasmatique, faute d'avoir, pour être lavés plusieurs fois chaque jour, une suffisante quantité d'eau. Et puis, quel bel entourage pour l'hôtel de la préfecture ! Au nord, l'impasse du Basilic, ou du Jasmin, je crois, dont le parfum ressemble peu à celui de celle de ces fleurs dont elle prend le nom; à l'est, c'est bien autre chose encore : au bas même du parc et tout près du mur qui lui sert de clôture est un emplacement de forme allongée, qui sert de latrines publiques. Lavée en hiver par les eaux de la rivière dans les moments de grandes crues, cette langue de terre redevient chaque été un foyer d'infection tellement forte, qu'on ne peut, sans en être vivement incommodé, se promener dans le parc de l'hôtel. L'assainissement de ce quartier, déjà trop long-temps négligé, mérite, je le répète, à tous les titres, la sollicitude de l'administration. Déjà ses habitants se sont adressés à la bienveillance de M. le préfet de la Dordogne; une pétition lui a même été présentée il y a quelques jours à peine, dans le but d'obtenir quelques travaux d'assainissement. Puisse ma voix venir en aide à la demande trop légitime des propriétaires peu favorisés de ce quartier !

Mais revenons à mon sujet. Je parlais de l'insuffisance de l'eau dans les quartiers de la ville basse, et je disais que s'ils manquaient d'air et de lumière, ils devraient au moins posséder en abondance cet autre élément indispensable aux exigences de la vie. Il ne suffit pas, en effet, de balayer une rue pour en enlever toutes les immondices; il faut la laver à grande eau et deux ou trois fois par jour. Il serait même utile, pour rafraîchir et purifier l'atmosphère des rues étroites et humides, des carrefours comme ceux de notre vieille ville, d'employer le nouveau procédé d'arrosement décrit par M. Darcy dans un *rapport sur le pavage et le macadamisage des chaussées de Londres et de Paris* : « Pour entretenir la salubrité de l'air, pour absorber les miasmes qu'il pourrait renfermer, surtout dans les rues étroites et habitées par la classe ouvrière, on promenait de longs tuyaux flexibles, relevés verticalement à leur extrémité et munis d'un orifice divergent; alors montaient à cinq ou six mètres de hauteur, en s'épanouissant, et retombaient en abondantes cascades, des nappes qui rafraîchissaient et purifiaient complètement l'atmosphère. »

Ce ne sont pas seulement les quartiers de la *Rue-Neuve* qui sont privés de la quantité d'eau suffisante pour les arrosements et les puisages particuliers. La nouvelle ville aussi, dont le contraste est frappant avec l'ancienne par ses constructions élégantes et commodes, ses rues spacieuses et bien aérées, ses vastes et belles promenades, la nouvelle ville, dis-je, est aussi très mal partagée sous le rapport de la quantité d'eau qui lui est fournie par la source du Toulon. On a calculé que pour obtenir un lavage efficace des ruisseaux, une borne-fontaine doit fournir un litre soixante-quinze centilitres d'eau par seconde, ou six mille trois cents litres par heure. En ouvrant le robinet trois fois par jour, le matin, à midi et le soir, comme cela se pratique à Paris, on a un écoulement de dix-huit mille neuf cents litres, que chaque borne-fontaine fournit par jour pour les arrosements publics seulement. A quelle distance doivent être ces fontaines pour que toutes les rues profitent également du bénéfice de ces arrosements? Cette question ne peut être résolue d'une manière absolue à cause des pentes plus ou moins nombreuses que peut présenter chaque rue; toujours est-il qu'à Paris une borne-fontaine lave trois cents mètres de ruisseau, tandis qu'à Dijon il y a une distance moyenne de cent mètres seulement entre chacune d'elles.

Je ne m'occupe pas ici des fontaines monumentales, des bassins, des jets d'eau destinés à l'ornementation et à l'agrément d'une ville; Périgueux, sous ce rapport, laisse beaucoup à désirer, et ses nombreuses promenades, son champ de foire majestueux, sont encore à attendre ces embellissements utiles qui ne devraient pas leur manquer. Ces travaux d'art ne donnant lieu à aucune considération hygiénique spéciale, je ne fais que mentionner leur absence. Mais, sous le rapport des appareils ordinaires de distribution, des bornes-fontaines par exemple, les vingt-deux pouces d'eau distribués chaque jour dans la ville ne pourraient en alimenter que vingt-trois, nombre tout-à-fait insuffisant pour une agglomération de quatorze mille individus, pour une ville dont les limites s'étendent tous les jours davantage.

L'industrie elle-même souffre de ce besoin d'eau qui se fait sentir à Périgueux. Certainement, s'il eût été facile de se procurer de l'eau en abondance et à peu de frais, déjà depuis long-temps notre ville serait dotée d'un établissement de bains construit sur le modèle de ceux des grandes villes, avec des appareils pour les bains de vapeur, les douches, etc., etc., toutes choses qui sont d'une grande utilité, et qui peuvent rendre à la médecine d'importants et de signalés services.

Non-seulement il est important pour une ville d'avoir à sa disposition une grande quantité d'eau, mais encore il faut que cette eau ne renferme aucun principe délétère, aucune substance capable d'imprimer aux actes de l'économie une direction vicieuse. Eh bien ! dans les circonstances actuelles, je ne crois pas que Périgueux puisse se flatter d'être complètement à l'abri de ces accidents. Déjà j'avais remarqué la prédominance du tempérament lymphatique, la fréquence des accidents nombreux dont ce tempérament est la source pour ainsi dire obligée (chlorose, leucorrhée, scrofules, phthisie, etc.); mais la cause première du lymphatisme avait échappé à mes investigations. Je crus d'abord la trouver dans la composition de l'air que nous respirons, et j'envoyai à M. Chatin, membre de l'académie de médecine, un échantillon d'eau de pluie recueillie proprement, dont je le priai de me faire l'analyse. D'après le résultat des travaux de ce chimiste, j'ai dû chercher ailleurs que dans la nature de notre atmosphère la cause première de la constitution morbide à laquelle je rattachais naturellement les accidents dont je viens de parler. Cependant, j'entendais dire tous les jours par les gens du monde : « *L'eau de Périgueux ne vaut rien; elle dépose énormément, et si elle laisse dans l'intérieur du corps une croûte pareille à celle qui se forme dans nos vases, lorsqu'elle y a séjourné quelque temps, elle doit y produire un effet nuisible à la santé.* » Persuadé que la voix des masses doit être écoutée, parce qu'elle a toujours un fonds de vérité, lorsqu'elle n'est pas la vérité même, je mis de nouveau à contribution l'obligeance du savant professeur qui m'avait déjà fait connaître la nature de l'atmosphère dans laquelle nous vivons, et je le priai de vouloir bien me faire aussi une analyse comparative des eaux de l'Isle et de celles du Toulon. Cette analyse, la voici :

	POUR MILLE GRAMMES.	
	EAU du Toulon.	EAU de l'Isle.
Bicarbonate de chaux	0gr 180	0gr 100
Bicarbonate de magnésie	0 005	0 030
Sulfate de chaux (anhydre)	0 140	0 006
Chlorures alcalins et terreux	0 011	0 005
Silice, alumine, oxyde de fer	0 015	0 007
Matières organiques	0 030	0 018
Nitrates	Traces.	Traces
Iode, à peu près	1/500 de millg.	1/400 de millg.
	0gr 381	0gr 166

De toutes les substances qui entrent dans la composition d'une eau destinée aux besoins domestiques, le sulfate de chaux est celle qui possède l'action la plus prononcée. Comme tous les autres sulfates, celui-ci peut se décomposer par son contact avec les matières organiques et donner lieu à un dégagement d'hydrogène sulfuré. M. Bouchardat lui fait jouer un rôle important dans l'étiologie du goître et du crétinisme. Mieux partagées sous ce rapport que celles du Toulon, dont la quantité de sulfate de chaux est représentée par 0gr 140, les eaux de l'Isle n'en contiennent que 0gr 006, et sont par conséquent préférables. Quant aux matières organiques, leur présence dans une eau alimentaire est une condition d'autant plus fâcheuse qu'elles y sont en plus grande quantité, surtout lorsqu'en même temps il s'y trouve du sulfate de chaux en proportion assez considérable. M. Guérard croit que l'usage d'une eau pareille est *fréquemment suivi de troubles plus ou moins graves des fonctions gastro-intestinales*. L'iode est en bien faible proportion dans l'une comme dans l'autre de ces eaux; cependant celle de l'Isle en renferme un peu plus.

Ainsi, beaucoup de sulfate de chaux, beaucoup de matières organiques en dissolution, très peu d'iode, voilà ce qui caractérise les eaux qui servent à notre alimentation journalière; au contraire, très peu de sulfate de chaux, peu de matières organiques, une proportion supérieure, quoique bien faible encore, d'iode, quantité suffisante de chlorures alcalins pour en augter la sapidité, tels sont les éléments dont est composée l'eau de la rivière.

Je regrette de n'avoir pas fait analyser aussi l'eau du Toulon prise à l'endroit même de sa source, avant qu'elle ait traversé les terrains où sont pratiquées les conduites qui nous l'amènent à Périgueux. Peut-être diffère-t-elle par sa composition de celle puisée aux bornes-fontaines de la ville. Dans les moments de pluie, en effet, la couche de terrain placée au-dessus des conduites est traversée par une quantité d'eau plus ou moins considérable, qui entraîne les matières solubles jusque dans ces conduites elles-mêmes, où elle pénètre par infiltration. La nature de ces conduites, la manière dont elles sont recouvertes et la différence de limpidité des eaux, suivant qu'il pleut ou qu'il fait beau temps, prouvent que cette infiltration a bien réellement lieu. Ceci admis et la nature calcaire du sol étant reconnue, je m'explique la présence des 0,140 de sulfate de chaux, et des 0,030 de matières organiques dans l'eau prise aux bornes-fontaines de Périgueux, tout en admettant que la même eau prise à sa source présente une composition différente et meilleure.

Indépendamment de la nature du terrain que traversent les conduites, il résulte de grands inconvénients des travaux exécutés à sa surface. Le sol au-dessous duquel passent les conduits qui amènent l'eau destinée à l'alimentation des villes, doit être grevé de certaines servitudes, dans l'intérêt même de la conservation de ces eaux. — Dans les traités que passent les villes pour leurs constructions hydrauliques, il est absolument indispensable qu'elles se réservent la propriété *tréfoncière* ou souterraine du sol traversé par les aqueducs ou les conduites d'eau. Les clauses prohibitives de plantations, constructions, fouilles, etc., que doivent renfermer ces traités ne sauraient être assez rigoureuses. Faute d'avoir pris ces précautions à Montpellier, lorsque, vers le milieu du dernier siècle, on construisit le bel aqueduc de dérivation, de quatorze mille mètres de longueur, qui amène dans cette ville les eaux d'une source située au pied de la montagne de Saint-Clément, faute, dis-je, d'avoir pris ces précautions, cet aqueduc est aujourd'hui dans un état déplorable de dégradation : l'introduction des racines d'arbres dans la maçonnerie a fait surplomber les parois latérales ; des fuites se sont déclarées par suite du percement de puits à une distance très rapprochée; des enlèvements de terre et des dépôts de fumier sur la voûte et les dalles de recouvrement ont occasioné dans l'aqueduc l'infiltration des eaux pluviales et de celles provenant des égouts, etc.

Aussi, dans les belles constructions hydrauliques de Dijon, dont nous avons parlé plus haut, l'habile directeur, M. Darcy, n'a-t-il pas négligé de faire acquérir par la ville la propriété tréfoncière du terrain parcouru par l'aqueduc où coulent les eaux de la fontaine du Rosoir, sur un espace de deux mètres de large, et cela dans toute sa longueur. Les fouilles, circulations, constructions, y sont interdites, non-seulement sur le sol même, mais encore à une distance de deux mètres de chaque côté de la limite latérale de ce terrain. Les plantations d'arbres ne doivent pas avoir lieu à moins de cinq mètres, etc.

« Si la ville de Saint-Étienne se fût ainsi rendue propriétaire de la plaine de Champagne, dans laquelle est infiltrée l'eau du Furens, qui alimente le service fondé il y a vingt ans seulement, elle n'aurait pas à regretter aujourd'hui, non-seulement la diminution du volume des eaux, mais encore leur altération par suite de l'emploi des engrais répandus sur le sol, lavés et entraînés jusqu'aux galeries d'infiltration par les eaux pluviales. Il eût suffi, pour obvier à ces inconvénients, de disposer ces galeries comme l'a fait d'Aubuisson pour les filtres de Toulouse, et de se réserver le droit d'intervenir dans les travaux à exécuter à la surface du sol, jusqu'à une certaine distance de chaque côté du niveau de ces mêmes galeries [1]. »

En raisonnant dans l'hypothèse que l'infiltration des eaux pluviales à travers les conduites, que la culture du sol au-dessus et à une certaine distance de chaque côté du niveau de ces mêmes conduites, contribuent pour une large part à l'introduction de substances délétères dans les eaux dont nous nous servons à Périgueux, il n'y aurait, pour remédier à cet inconvénient grave, qu'à changer le système actuel des conduites et à se réserver la propriété tréfoncière du sol traversé par elles.

[1] GUÉRARD, ouv. cité, page 81.

La ville a l'intention d'établir au Toulon une machine à vapeur, au moyen de laquelle il serait facile, d'après des calculs qui m'ont été communiqués par M. H. Rousseau, d'élever, en toutes saisons, à près d'un million de litres, la quantité d'eau dont nous pourrions disposer par jour. Si l'on ajoute aux frais que nécessitera cette machine les dépenses qu'il faudrait faire pour changer le système actuel des conduites, on aura un chiffre au moins égal à celui qu'exigerait l'établissement d'un mode nouveau d'alimentation. Pourquoi chercher au loin ce qu'on a près de soi? N'avons-nous pas sous la main une eau pure, bien aérée, une source où l'on pourrait puiser largement? La rivière, en un mot, ne met-elle pas à la disposition de chacun de nous, non pas trente-trois litres, non pas soixante-dix, chiffre auquel permettra d'arriver la machine en projet, mais bien la quantité reconnue nécessaire par M. Darcy, au moins cent litres par vingt-quatre heures et par individu? Qu'un vaste réservoir serait bien placé sur les hauteurs des jardins qui dominent Tourny, d'où partiraient de nombreux tuyaux, qui distribueraient dans la ville une quantité d'eau suffisante pour satisfaire à tous ses besoins, pour remplir toutes les indications hygiéniques relatives aux arrosements publics et au lavage des rues !

On m'objectera sans doute qu'à certaines époques de l'année, les eaux de l'Isle sont chargées de matières terreuses qui leur donnent un aspect capable d'inspirer de la répugnance ; on ira peut-être même jusqu'à dire, avec M. Dupasquier, que *non-seulement ces matières terreuses qu'elles tiennent en suspension les rendent lourdes et indigestes, mais qu'elles contribuent encore à amener un désordre dans les fonctions digestives par le dégoût qu'elles causent.* La *filtration,* qui rend aux eaux les plus *troubles* toute la limpidité désirable, ne laisse rien exister de la première objection ; quant à la seconde, je n'ai, pour la renverser complètement, qu'à emprunter à l'ouvrage déjà plusieurs fois cité de M. Guérard les quelques lignes qui vont suivre :

« Pour réduire cette opinion à sa juste valeur, il suffit de faire observer que les plus fortes *troubles* ne chargent les eaux de la Seine que de 0gr 50 de matière terreuse par litre, et que dans le Rhône lui-même, cité pour ce genre d'altération, qu'y produisent pendant l'été les eaux souvent bourbeuses de l'Arve, la proportion s'élèverait de 0gr 35 à 1gr 25. Ainsi, celui qui boirait une pareille eau à la dose de *deux litres* par jour, *en l'agitant même à chaque fois pour n'en rien perdre,* introduirait par portions successives et avec les aliments, dans le premier cas, un gramme de matières terreuses, et dans le second, 0gr 70 à 2gr 50. Or, croit-on sérieusement qu'à ces doses et dans de pareilles conditions, ces matières terreuses puissent produire les effets qu'on leur attribue? L'exagération sera bien plus frappante encore, si l'on réfléchit que les chiffres précités s'appliquent à des *troubles* exceptionnelles, et que, d'ailleurs, ceux qui boiraient des eaux chargées à ce point de matières terreuses les emploieraient dans un laps de temps assez long pour qu'elles eussent pu se clarifier en grande partie par le repos. »

Ainsi, même sans être filtrées, les eaux de l'Isle, alors qu'elles seraient bourbeuses, ne produiraient aucun effet fâcheux sur l'économie ; elles pourraient tout au plus inspirer un peu de répugnance aux personnes délicates et difficiles, s'il n'existait pas des moyens sûrs et peu dispendieux de corriger cette altération purement physique. Même en admettant pour un instant qu'il ne fût pas possible d'en obtenir la clarification, elles seraient encore en tous points préférables à celles du Toulon. M. Léon Jourdan, médecin des épidémies pour l'arrondissement d'Aix, qui vient de publier tout récemment une brochure sur l'hygiène du choléra, nous est une autorité de plus dans la préférence que nous devons accorder aux eaux des *rivières, des ruisseaux* et des *sources extérieures,* sur celles qui, *lentement filtrées dans l'intérieur de la terre, viennent se condenser dans nos puits, ou sont distribuées aux villes par des conduits souterrains et étroits.* « L'eau, dit-il, est indispensable à l'alimentation de l'homme. Il n'en est pas ainsi du vin. Une eau parfaitement limpide (et la limpidité peut s'obtenir par la filtration) et bien aérée constitue une boisson très salubre, bien plus salubre que le vin pur ; c'est que l'air est un des aliments principaux de la vie de l'homme, et qu'une eau bien oxygénée facilite puissamment l'acte de la digestion, et partant la nutrition proprement dite.

» Il convient donc maintenant d'être scrupuleux sur les qualités de l'eau. Celle qui coule librement à l'air est très potable : telle est celle des rivières, des ruisseaux et des sources extérieures. Il n'en est pas de même de celle qui est distribuée aux villes par des conduits souterrains et étroits, encore moins de celle qui, lentement filtrée dans l'intérieur de la terre, vient se condenser dans nos puits. Il n'y a d'eau bien potable que celle qui traverse de grandes colonnes d'air et qui s'incorpore ainsi les molécules de ce gaz. »

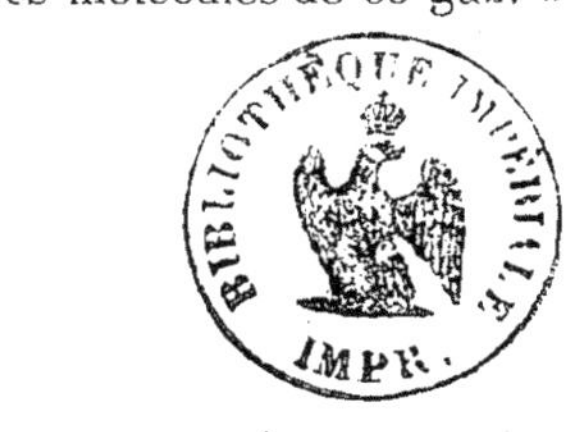

TABLE

DES MATIÈRES.

Périgueux, impr. Dupont et C.

www.ingramcontent.com/pod-product-compliance
Ingram Content Group UK Ltd.
Pitfield, Milton Keynes, MK11 3LW, UK
UKHW020135220726
13923UKWH00001B/184

9 782019 945879